Prithvi Raj · Hans Nolte · Michael Stanton-Hicks

Atlas der Regionalanästhesie

Konzeption, Realisation, Gestaltung und Organisation: M. F. Bassler, Karlsruhe
Folienbilder: Wolfgang Rost, Graphic-Design, Karlsruhe

Teillieferung 2: Folienbilder 29—42

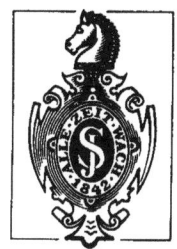

Springer-Verlag Berlin Heidelberg GmbH

ISBN 978-3-642-47802-4   ISBN 978-3-642-61388-3 (eBook)
DOI 10.1007/978-3-642-61388-3

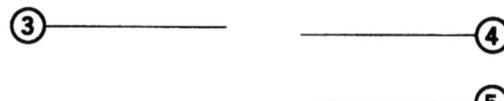

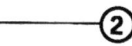

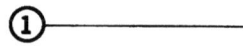

① V. saphena magna. ② Dorsaler Venenbogen. ③ V. basilica. ④ Mediane Unterarmvenen. ⑤ V. cephalica

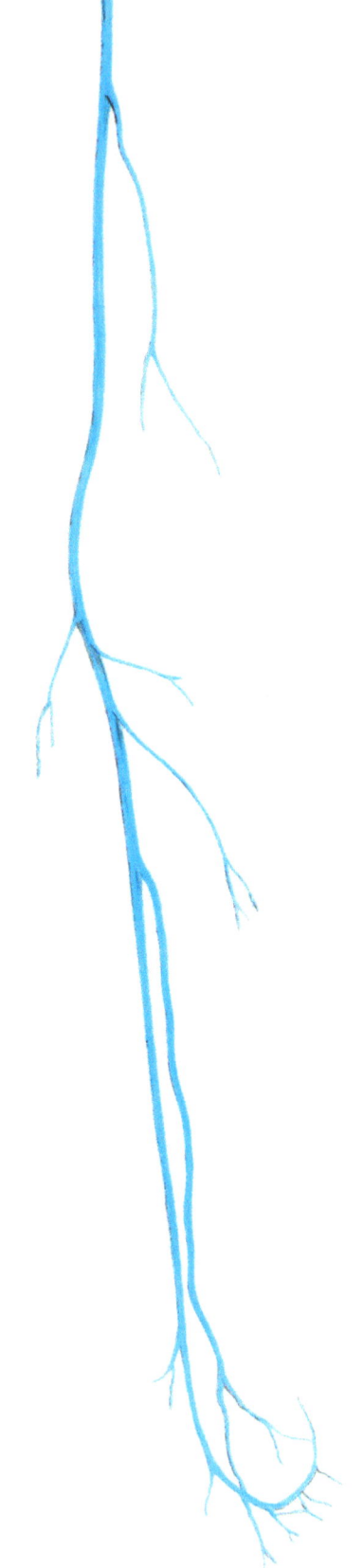

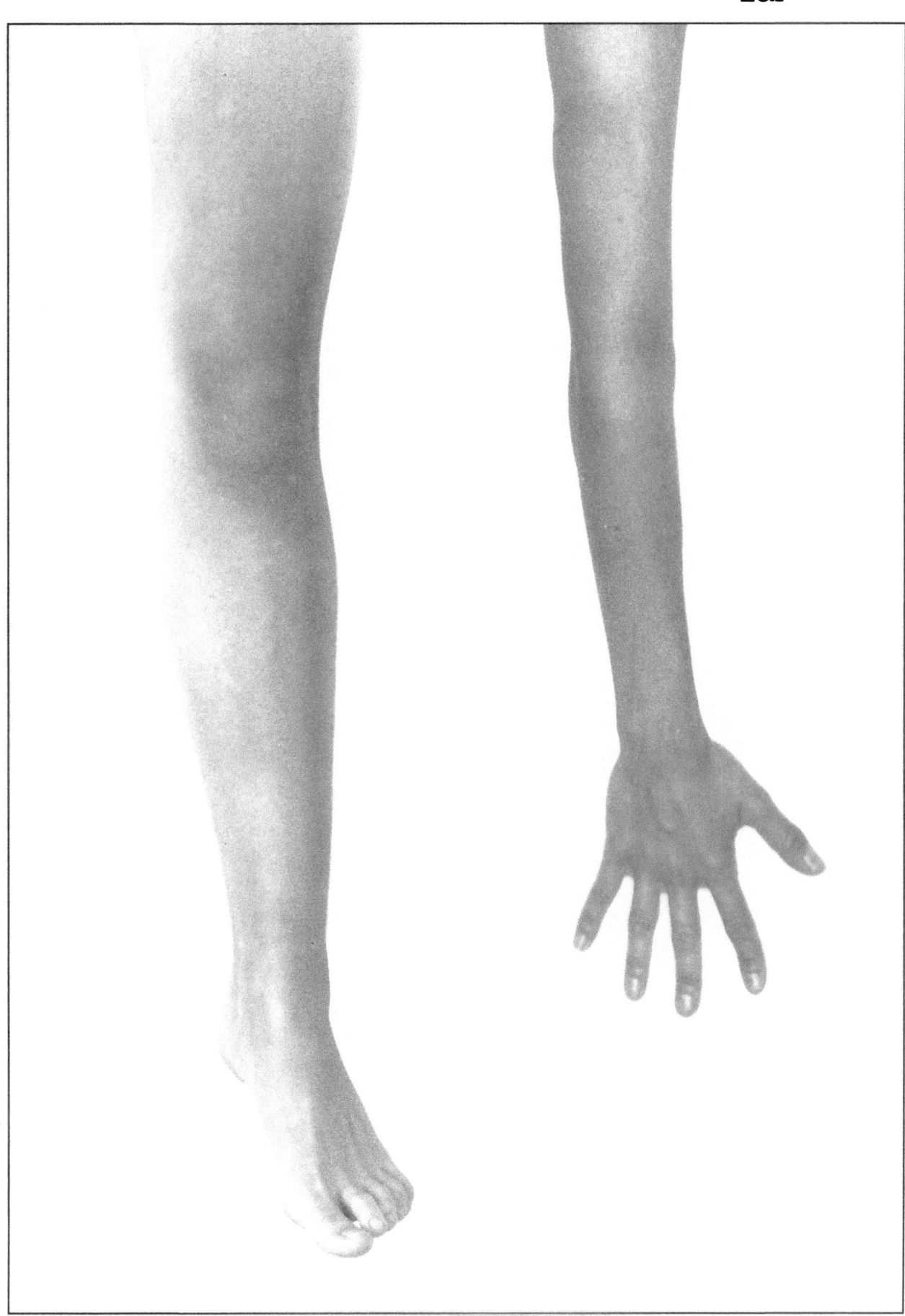

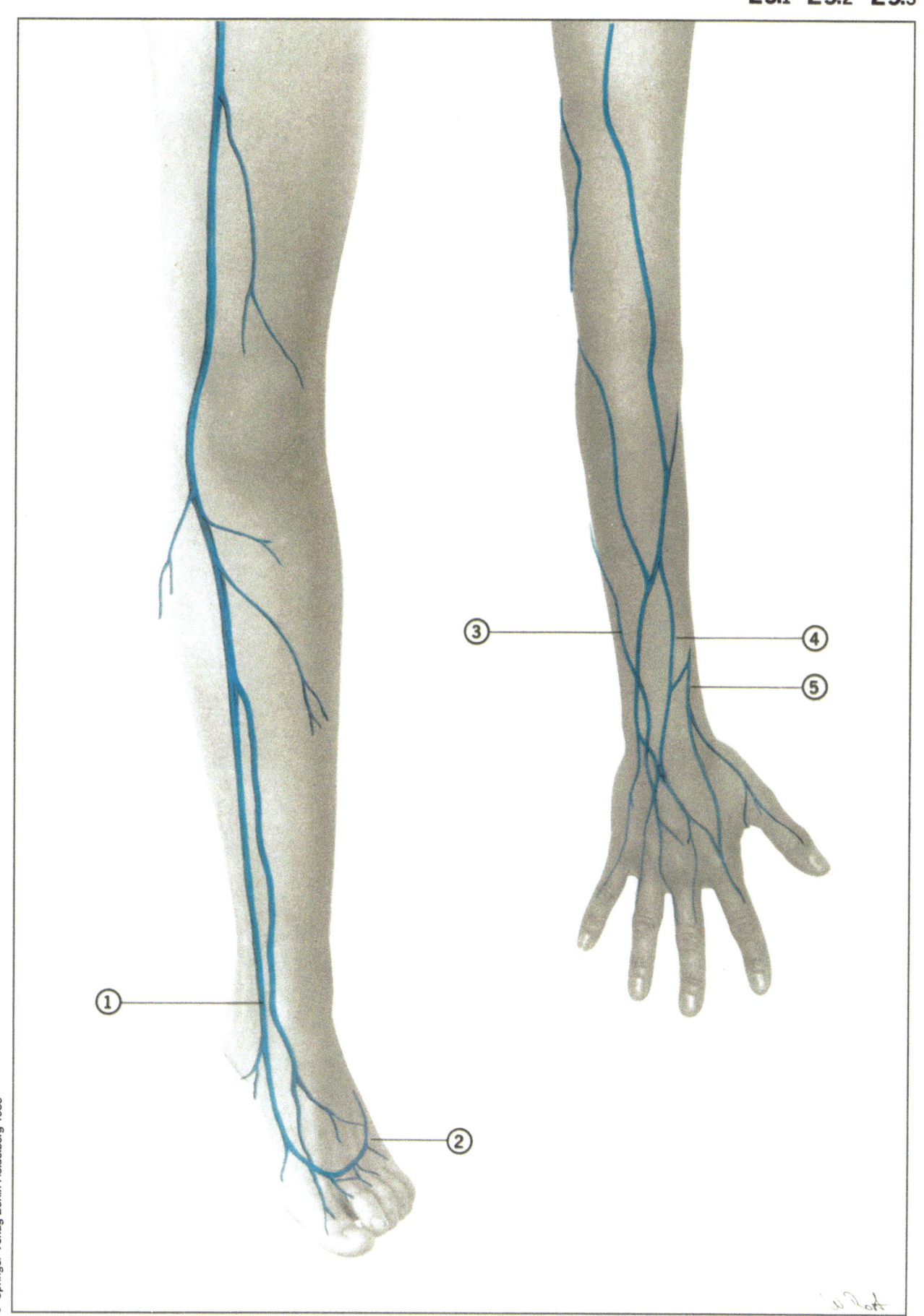

① V. saphena magna. ② Dorsaler Venenbogen. ③ V. basilica. ④ Mediane Unterarmvenen. ⑤ V. cephalica

① Anfangsposition der Nadel zur Blockade des Ganglion trigeminale (die Nadel ist auf das Ohr gerichtet, bis die Fossa infratemporalis erreicht ist).
①' Endposition der Nadel (sie ist auf den mittleren Teil des Os zygomaticum gerichtet und durchdringt das Foramen ovale).
① N. ophthalmicus. ② Ganglion trigeminale (Ganglion Gasseri). ③ N. maxillaris. ④ N. mandibularis

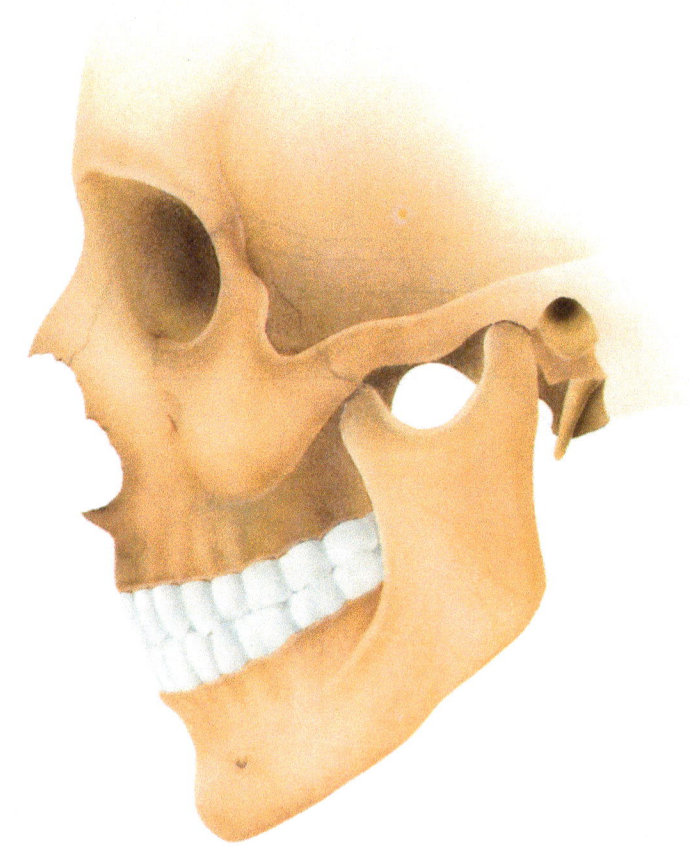

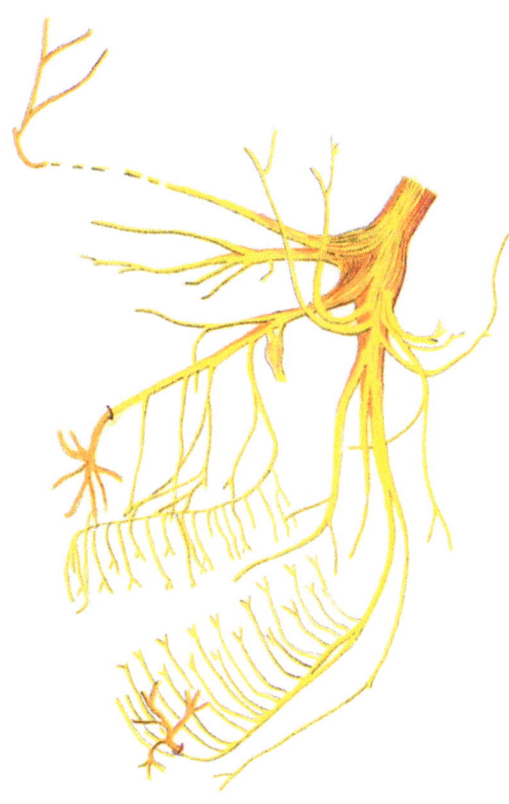

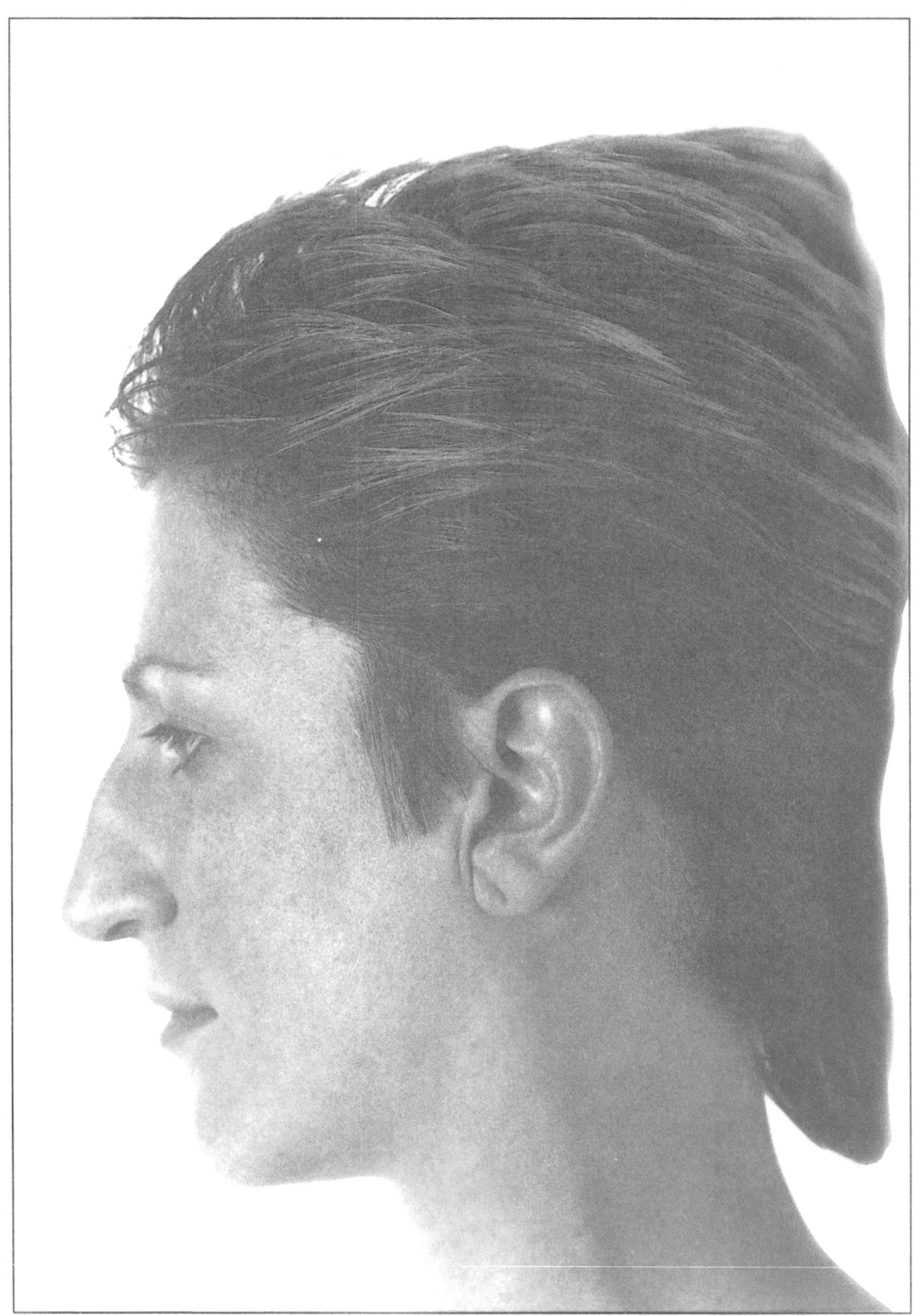

Blockade des Ganglion trigeminale

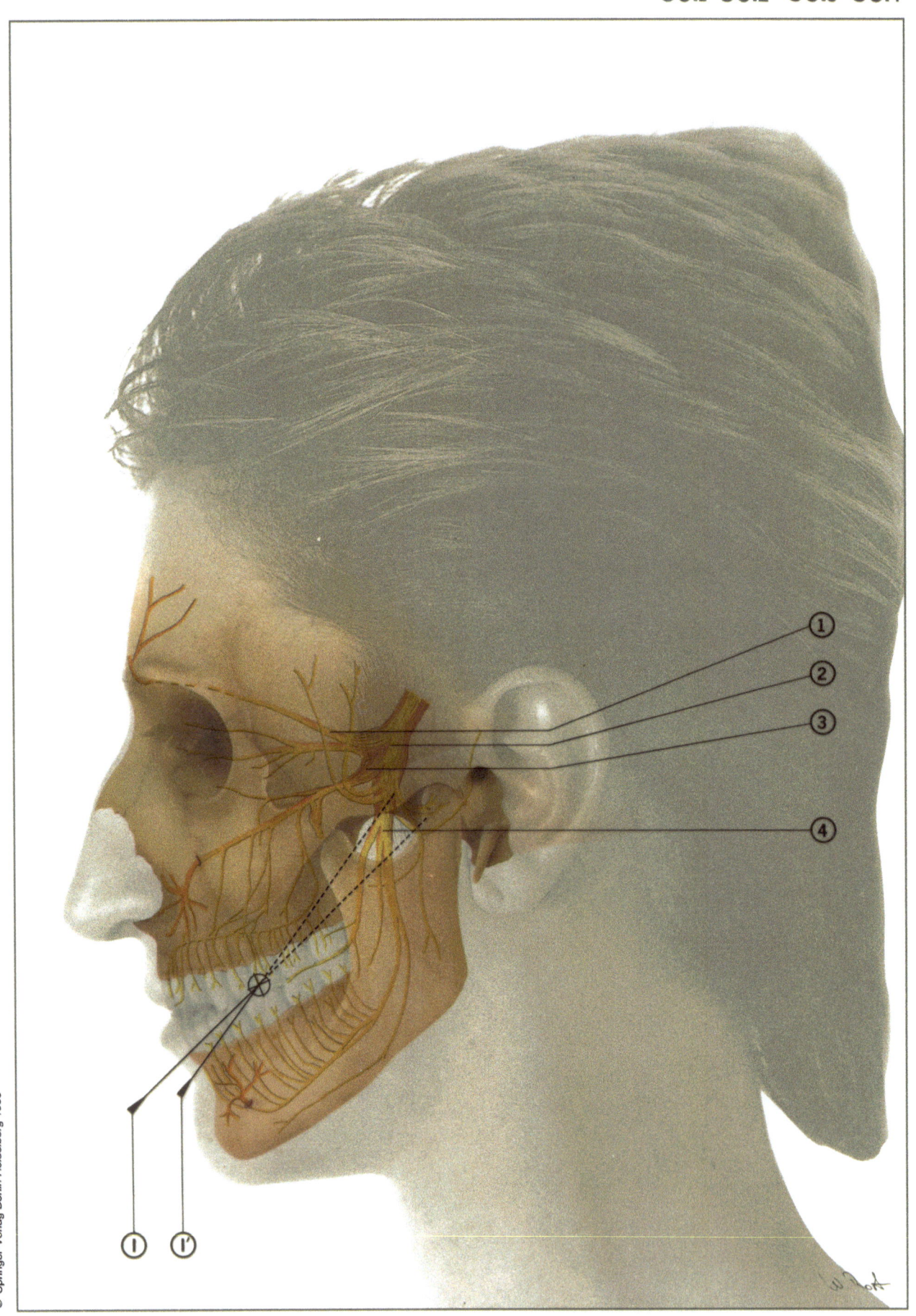

① Anfangsposition der Nadel zur Blockade des Ganglion trigeminale (die Nadel ist auf das Ohr gerichtet, bis die Fossa infratemporalis erreicht ist).
①' Endposition der Nadel (sie ist auf den mittleren Teil des Os zygomaticum gerichtet und durchdringt das Foramen ovale).
① N. ophthalmicus. ② Ganglion trigeminale (Ganglion Gasseri). ③ N. maxillaris. ④ N. mandibularis

30

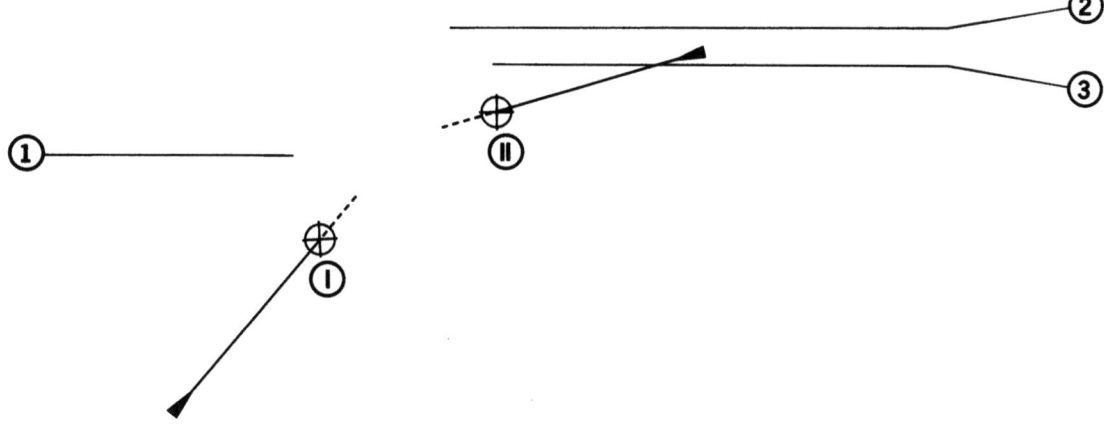

① Injektionstelle zur Blockade des N. ophthalmicus, ausgehend von Angulus oculi lateralis. ⓔ Injektionsstelle zur Blockade des N. ophthalmicus, ausgehend von Angulus oculi medialis. ① Ramus zygomaticus des N. ophthalmicus. ② N. supraorbitalis. ③ N. supratrochlearis

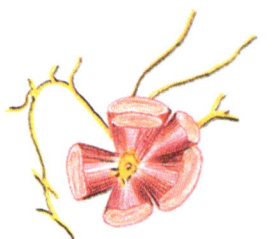

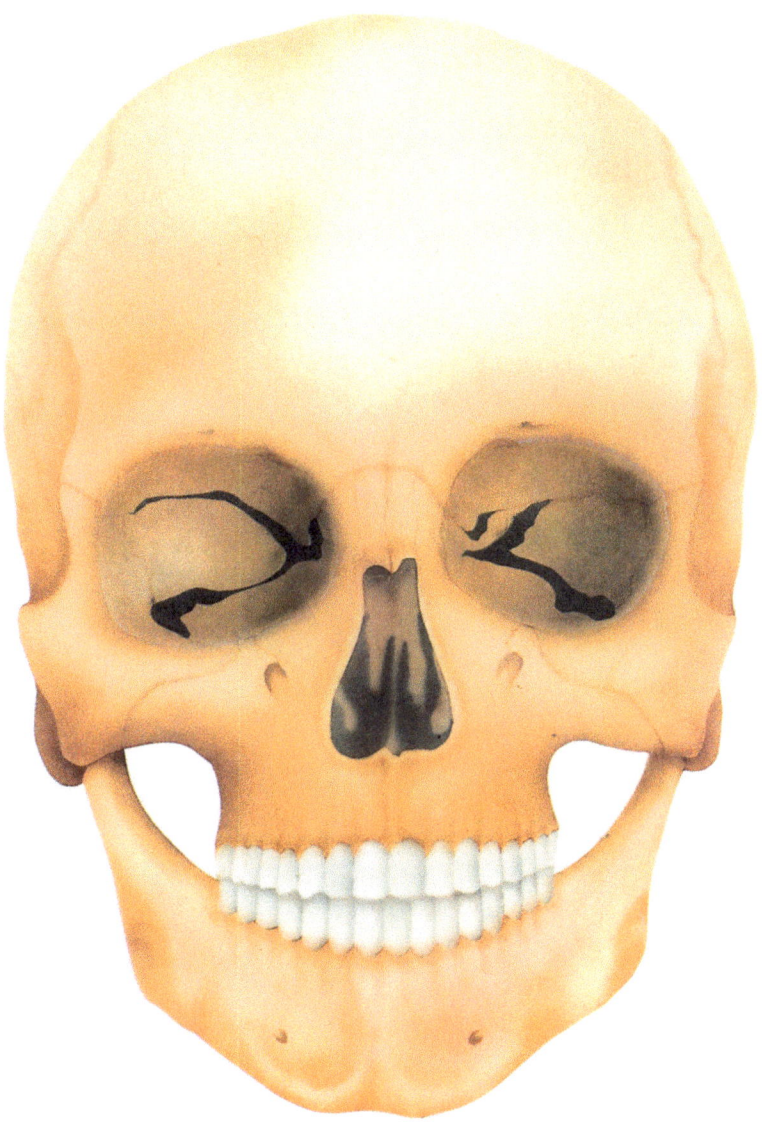

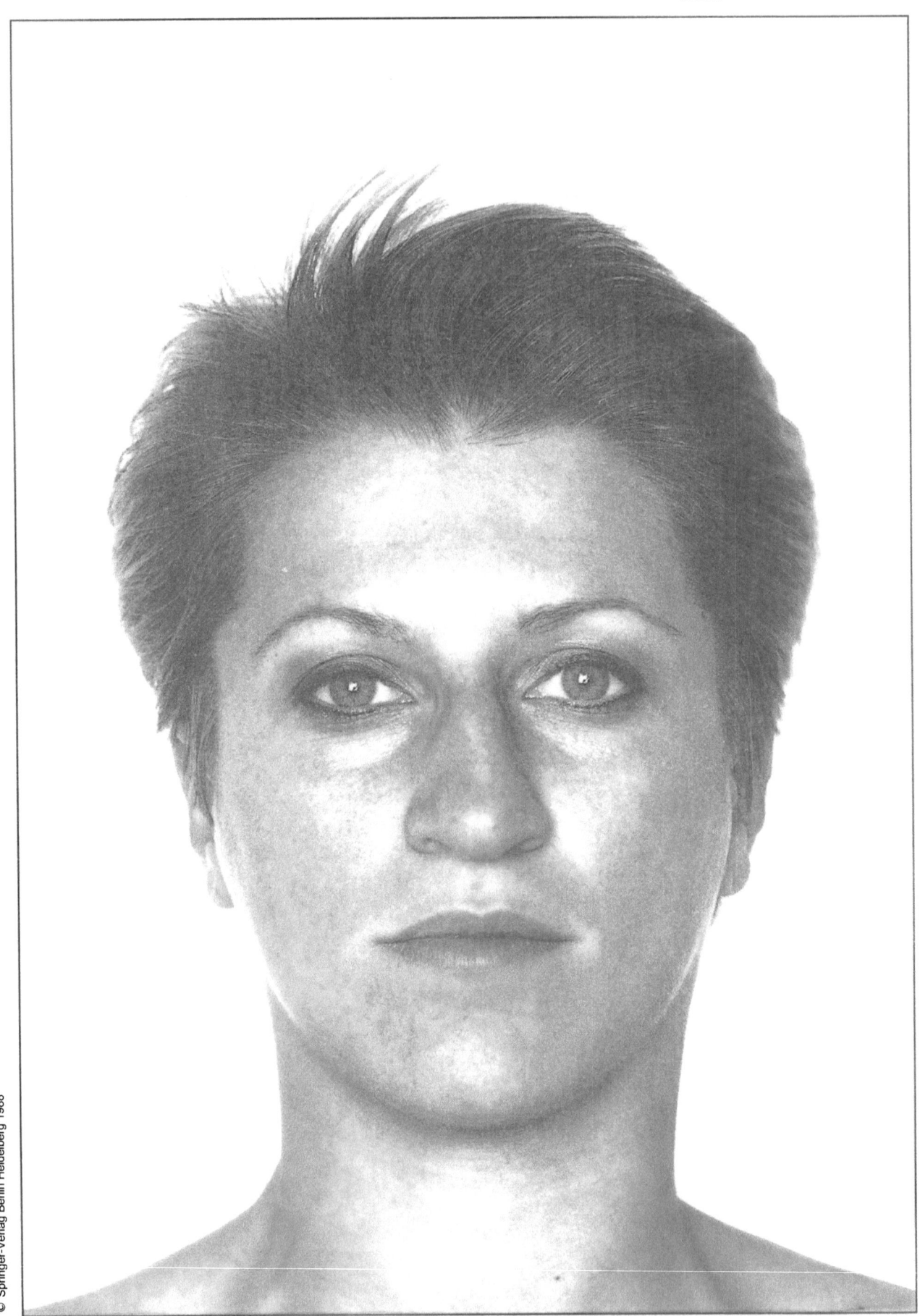

Blockade des N. ophthalmicus

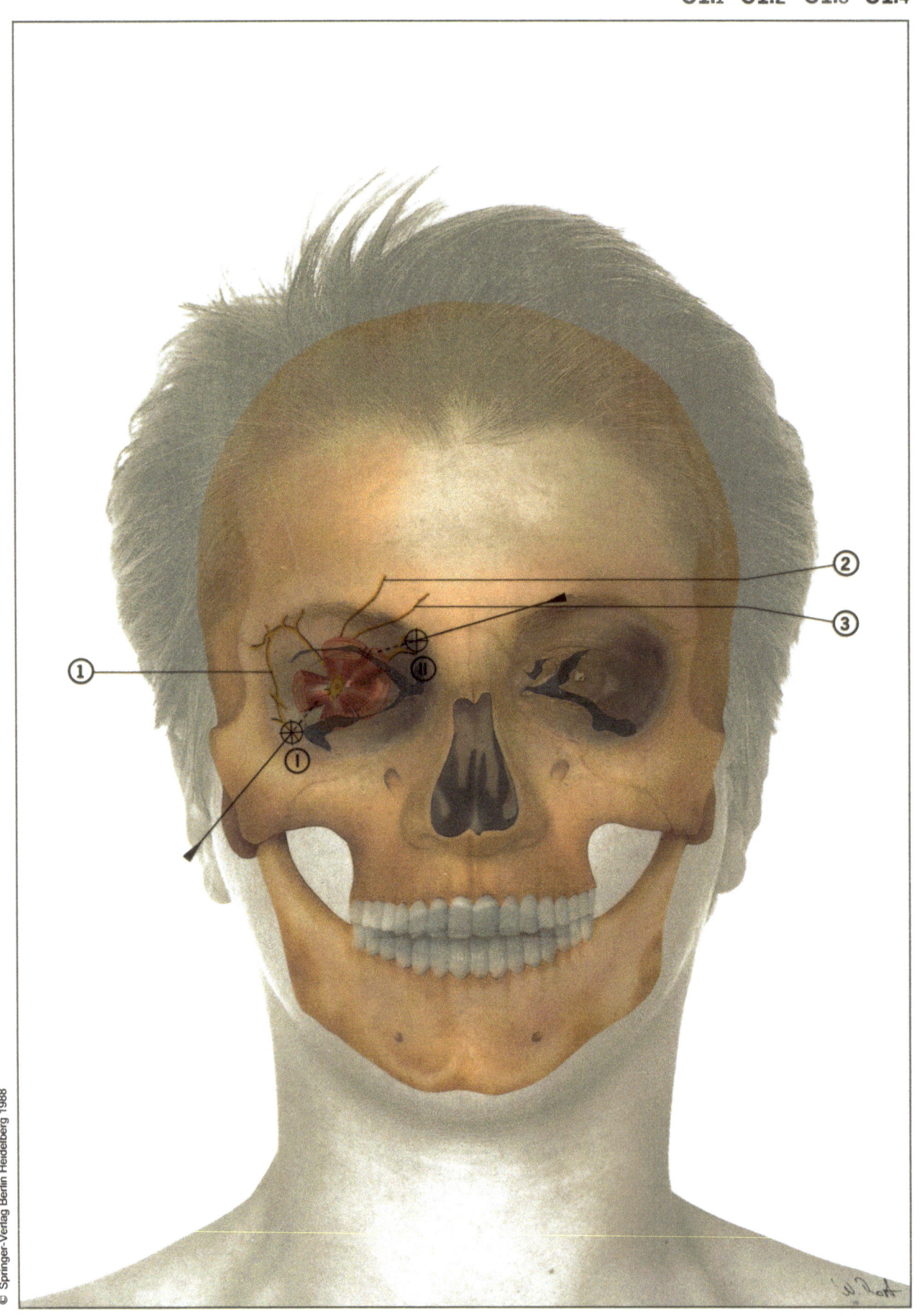

① Injektionstelle zur Blockade des N. ophthalmicus, ausgehend von Angulus oculi lateralis. ⑪ Injektionsstelle zur Blockade des N. ophthalmicus, ausgehend von Angulus oculi medialis. ① Ramus zygomaticus des N. ophthalmicus. ② N. supraorbitalis. ③ N. supratrochlearis

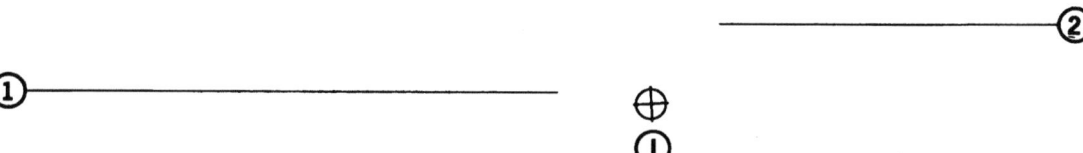

① Injektionsstelle zur Blockade des N. supraorbitalis und des N. supratrochlearis durch das Foramen supraorbitale. ① N. supratrochlearis.
② N. supraorbitalis

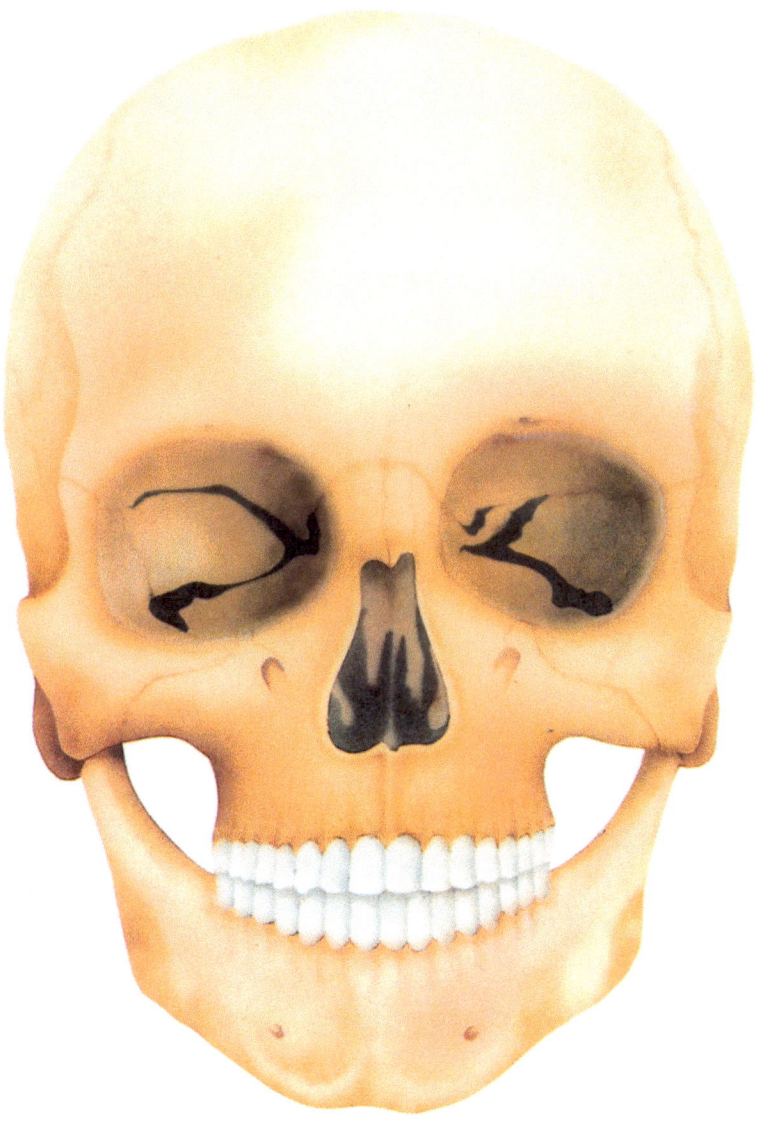

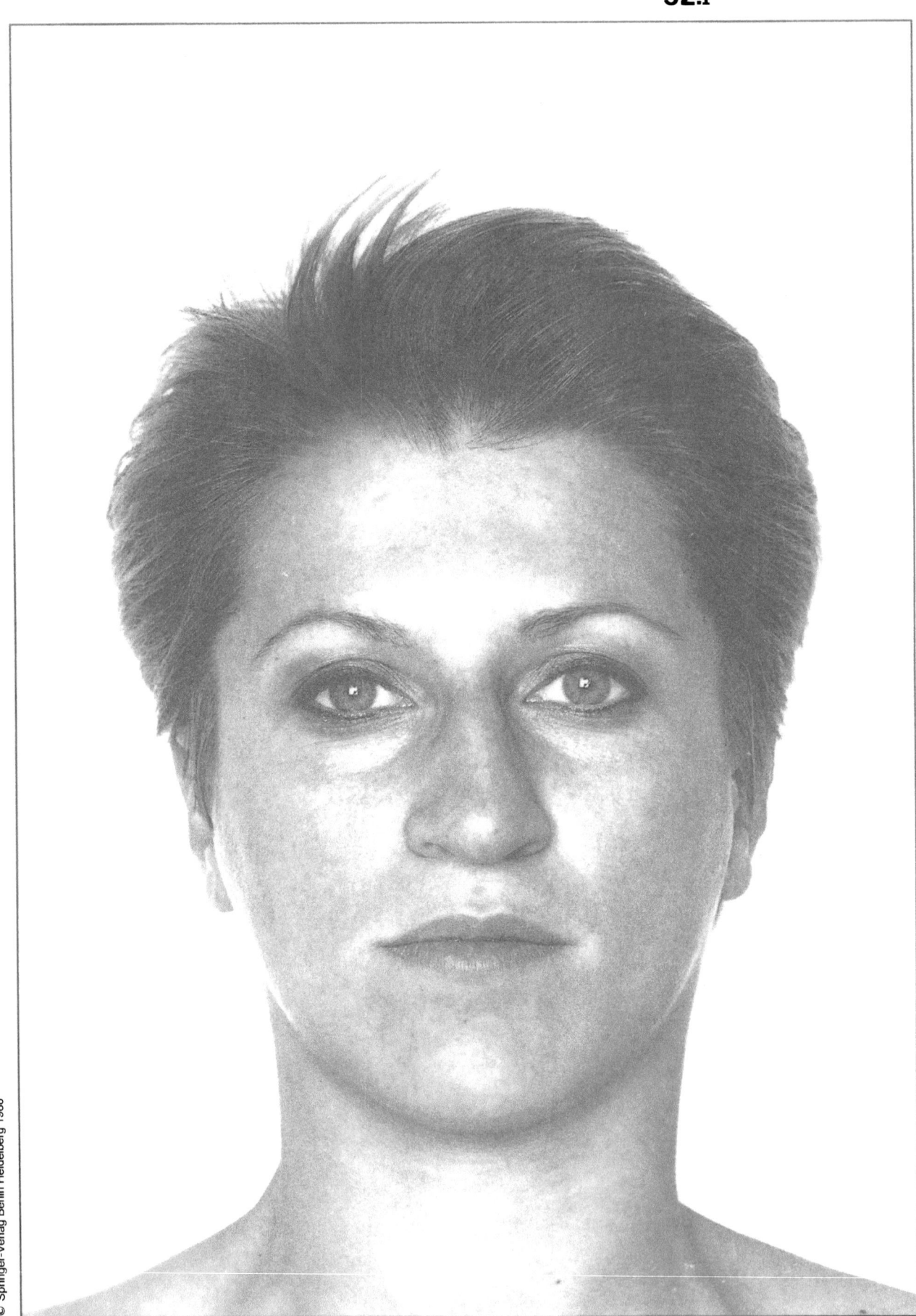

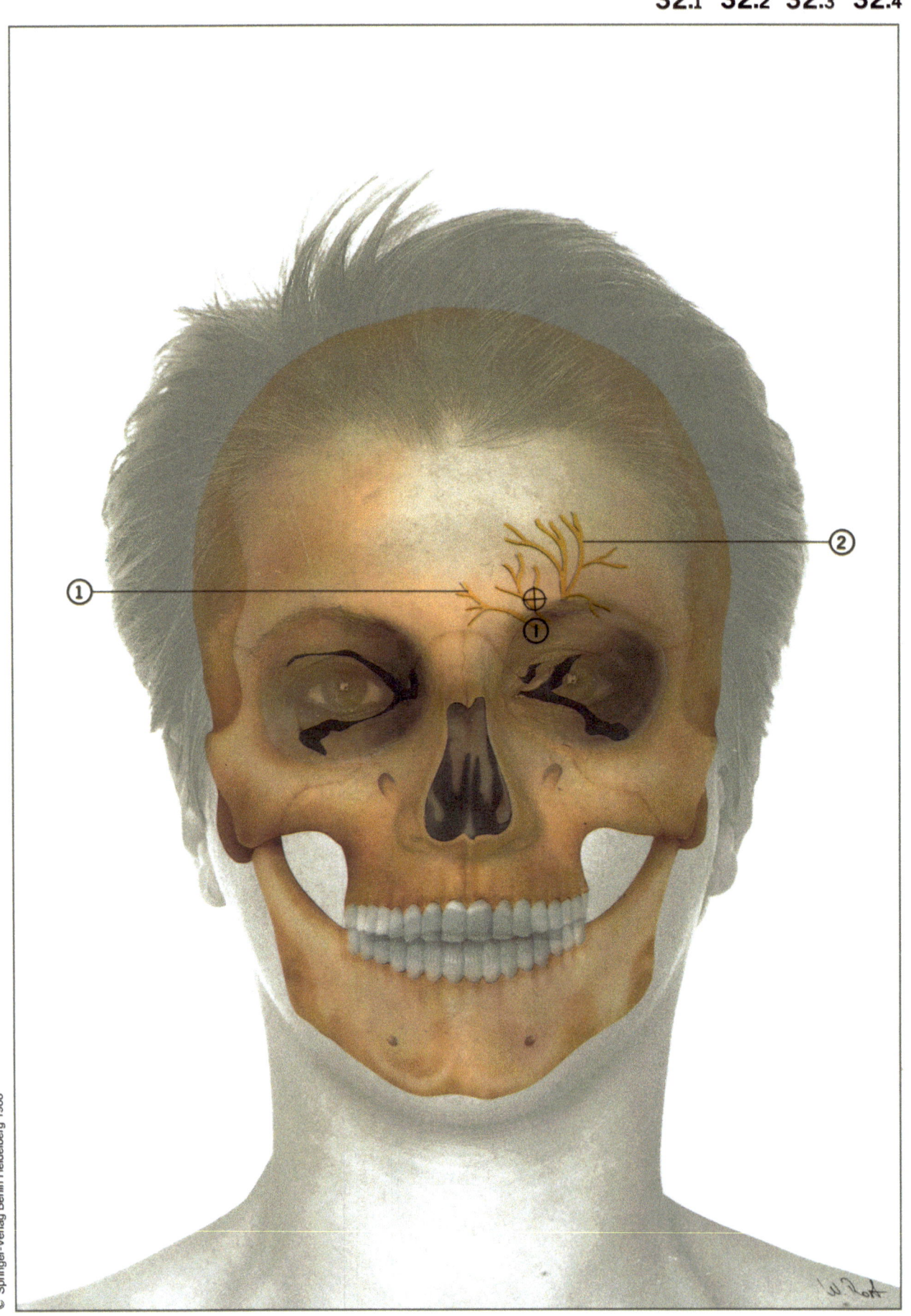

① Injektionsstelle zur Blockade des N. supraorbitalis und des N. supratrochlearis durch das Foramen supraorbitale. ① N. supratrochlearis.
② N. supraorbitalis

① Injektionsstelle zur Blockade des N. maxillaris durch die Fossa mandibulae. ① N. ophthalmicus. ② Ganglion trigeminale (Ganglion Gasseri). ③ N. maxillaris. ④ N. mandibularis

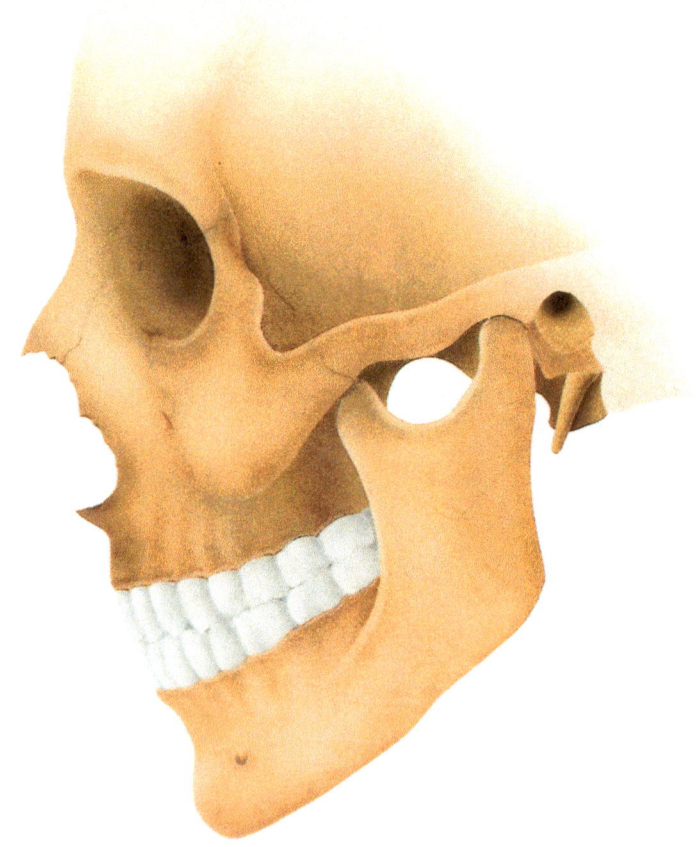

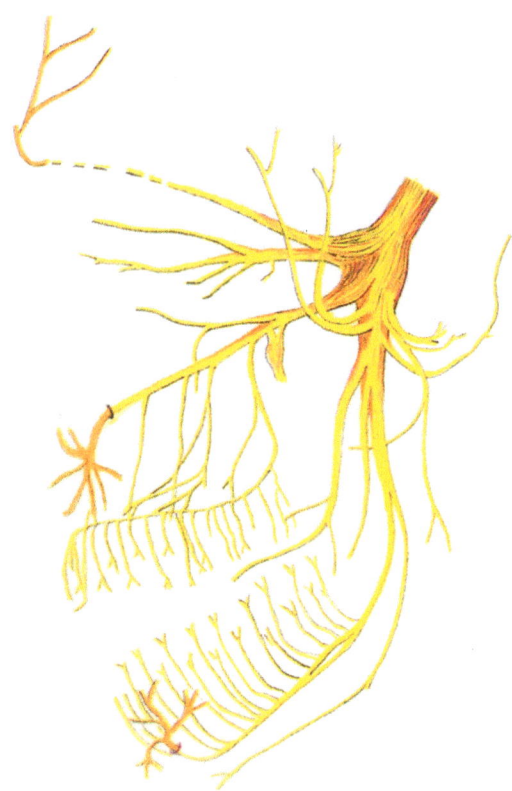

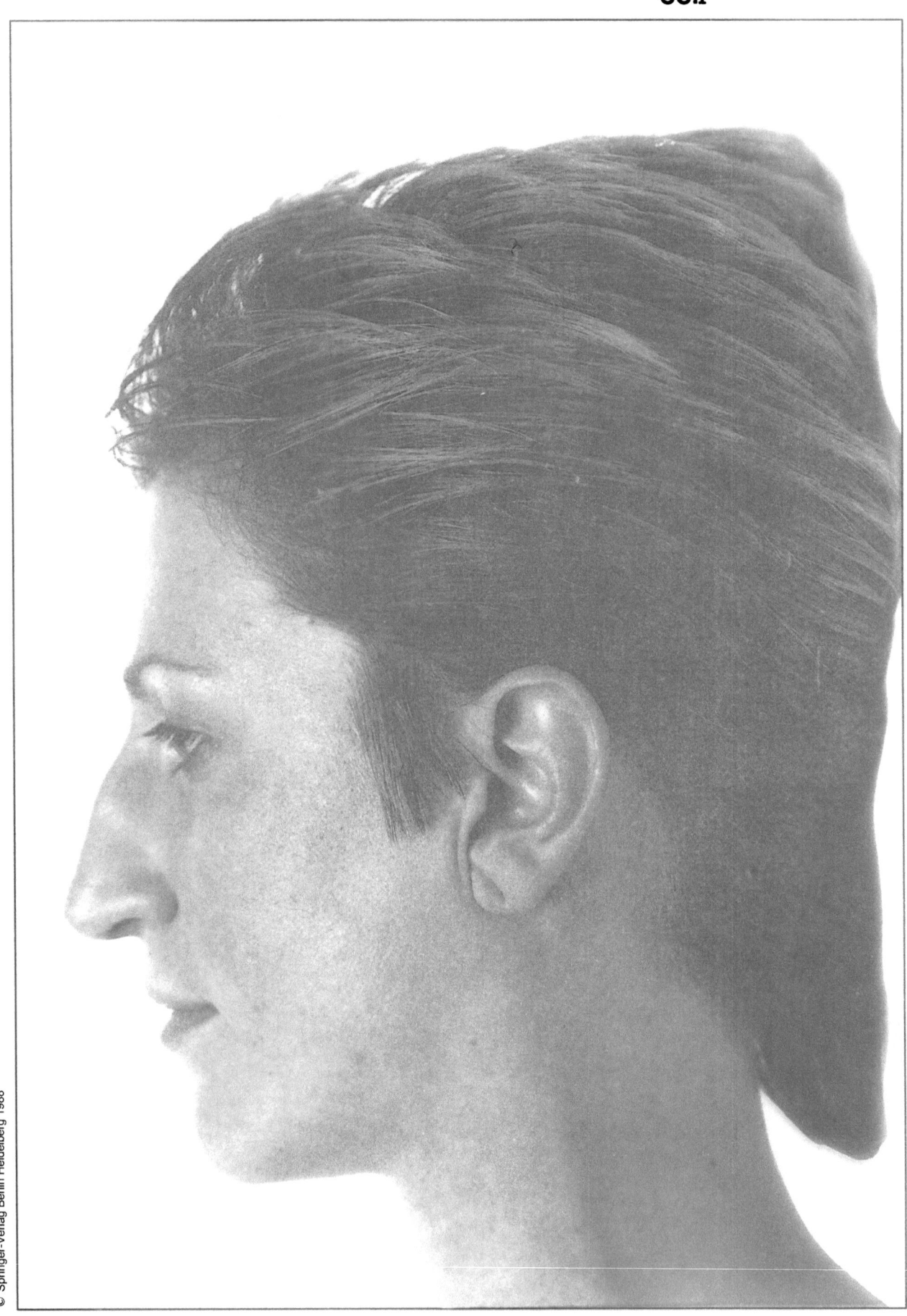

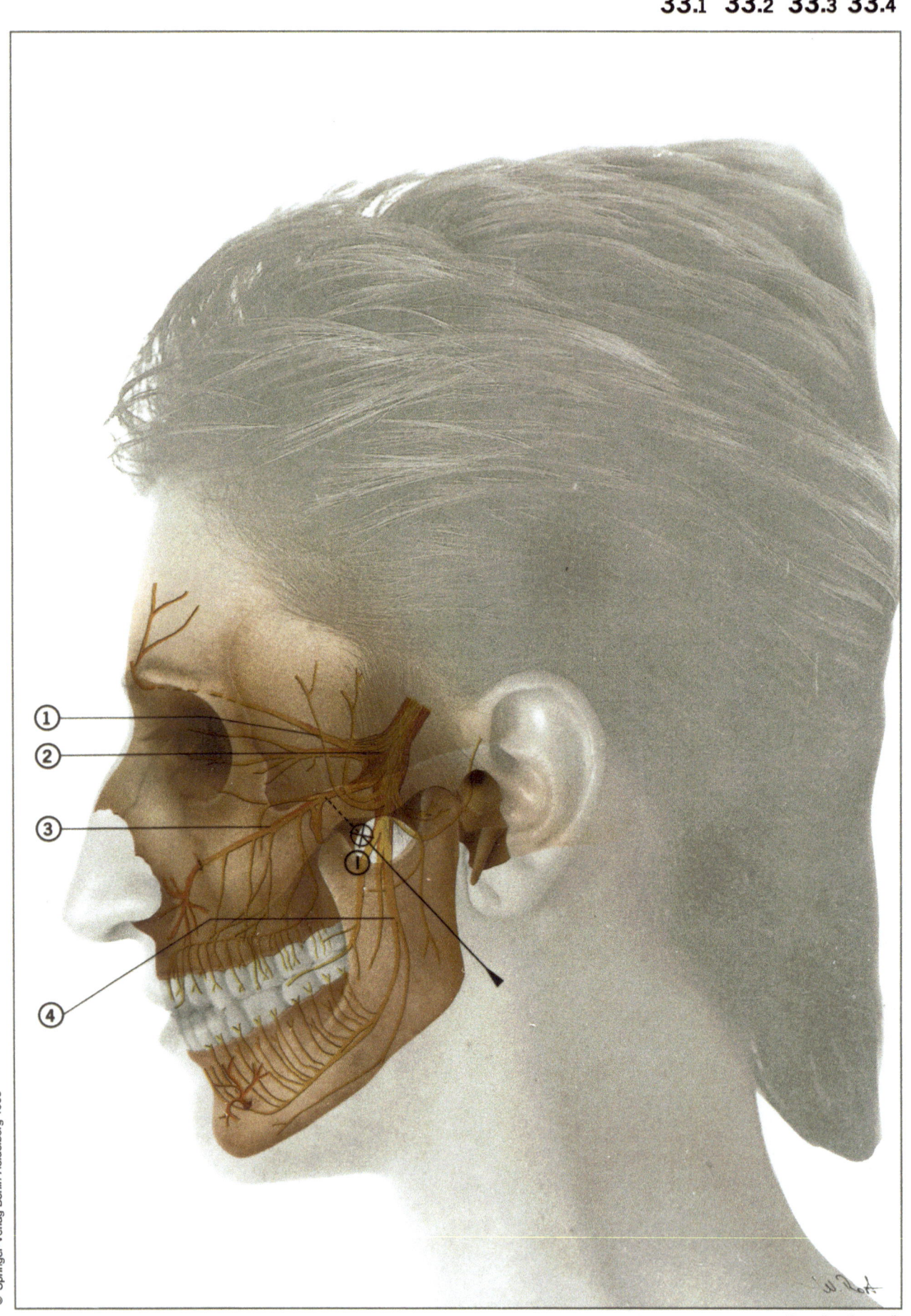

① Injektionsstelle zur Blockade des N. maxillaris durch die Fossa mandibulae. ① N. ophthalmicus. ② Ganglion trigeminale (Ganglion Gasseri).
③ N. maxillaris. ④ N. mandibularis

① Injektionsstelle zur Blockade des N. infraorbitalis. ① N. infraorbitalis

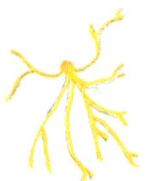

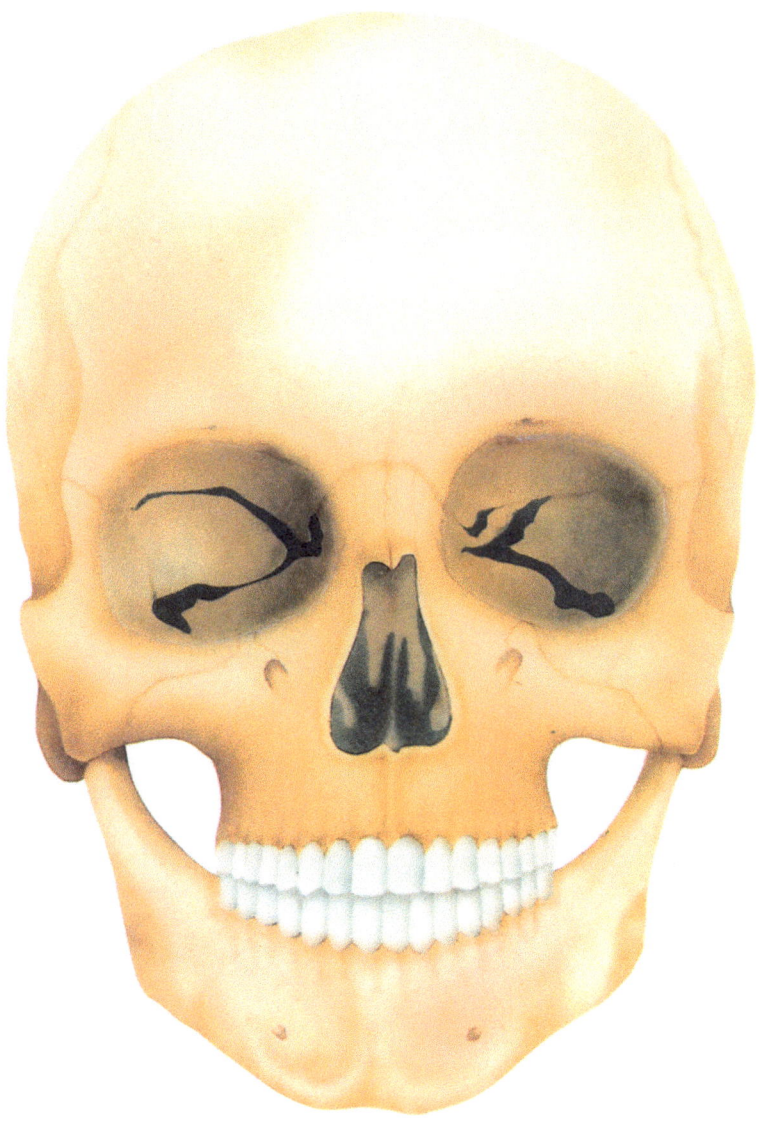

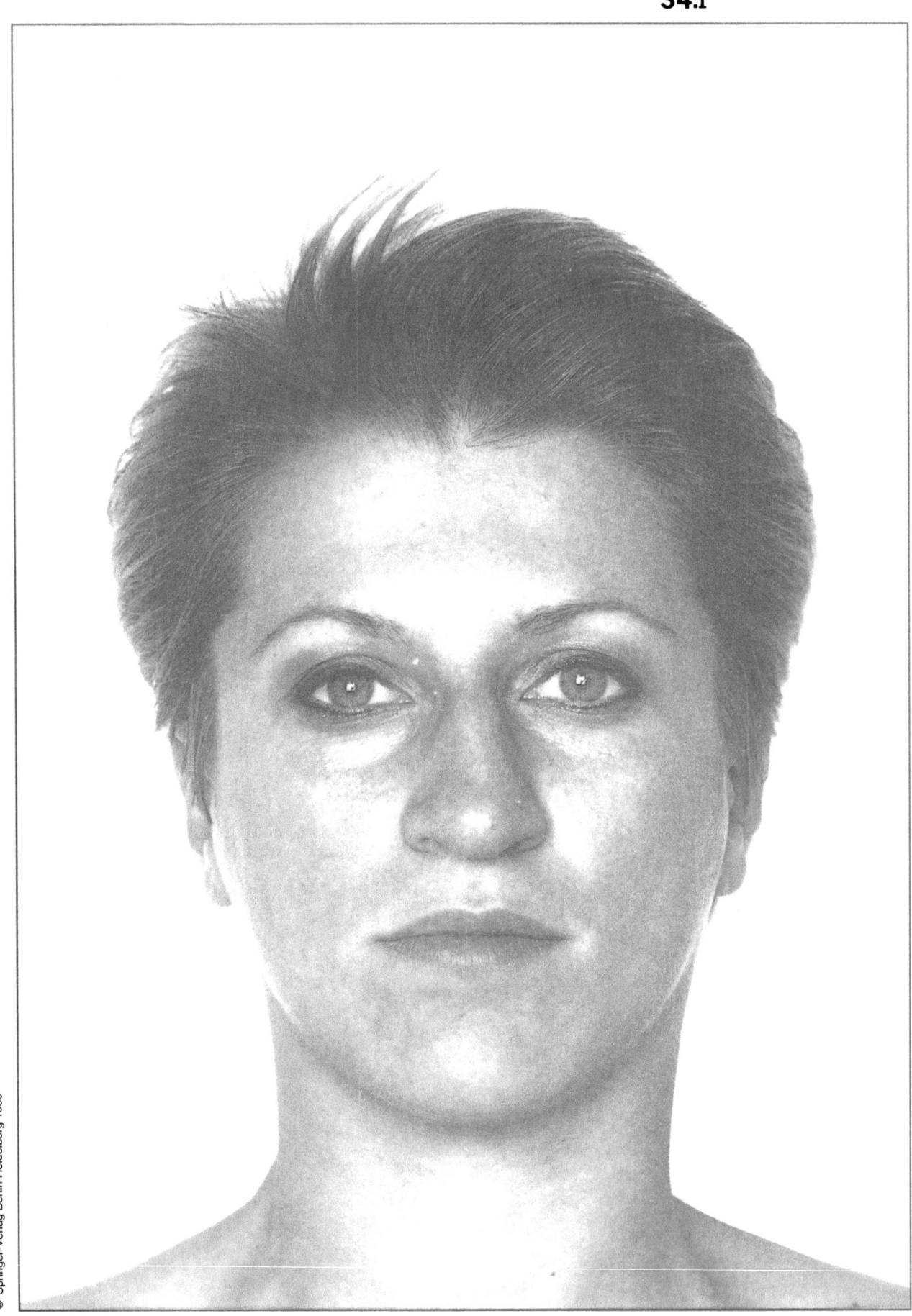

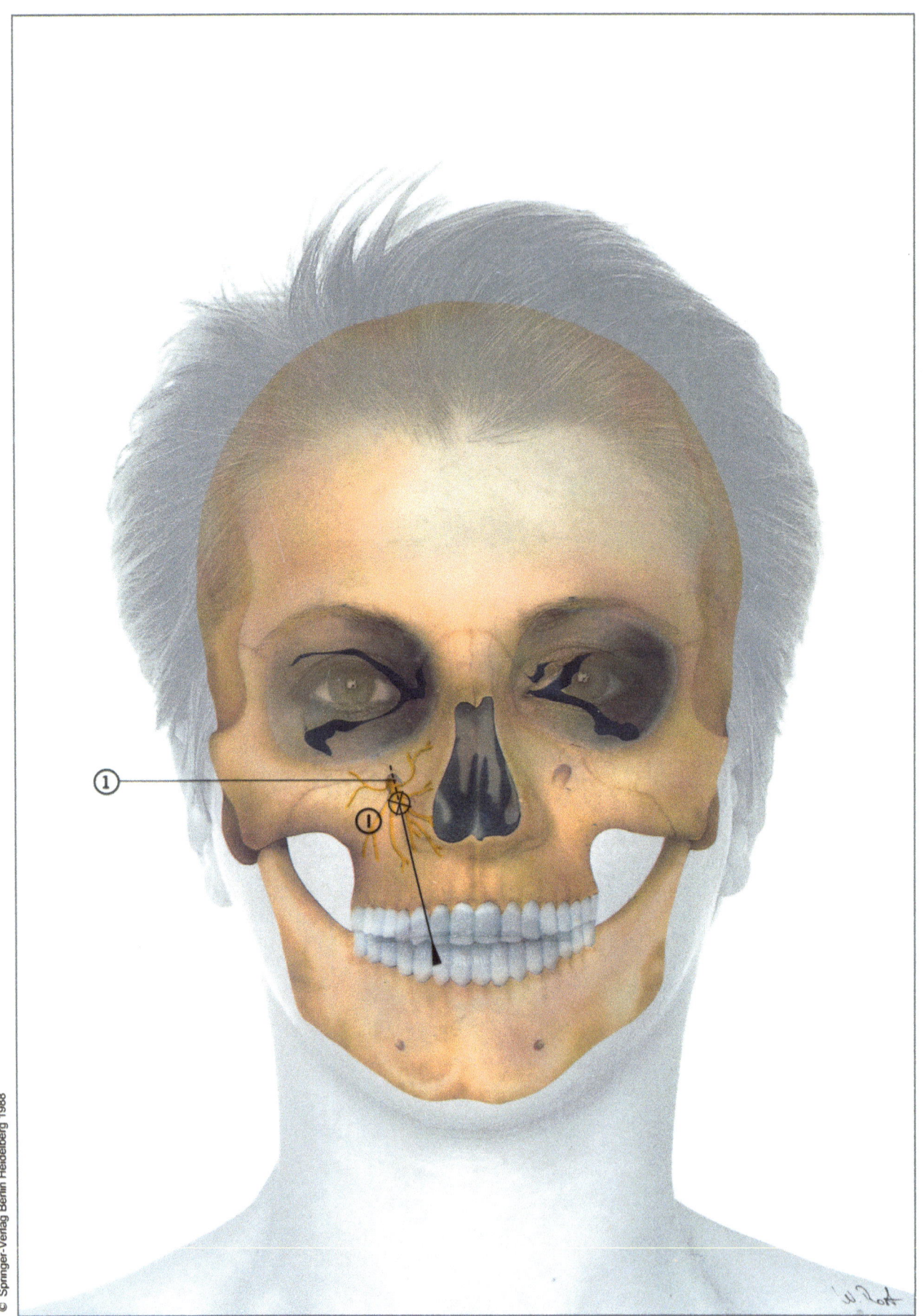

① Injektionsstelle zur Blockade des N. infraorbitalis. ① N. infraorbitalis

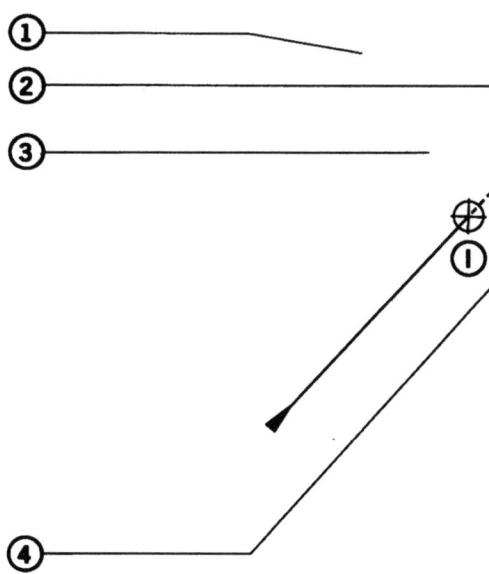

① Injektionsstelle zur Blockade des N. mandibularis durch die Fossa mandibulae. ① N. ophthalmicus. ② Ganglion trigemicum (Ganglion Gasseri). ③ N. maxillaris. ④ N. mandibularis

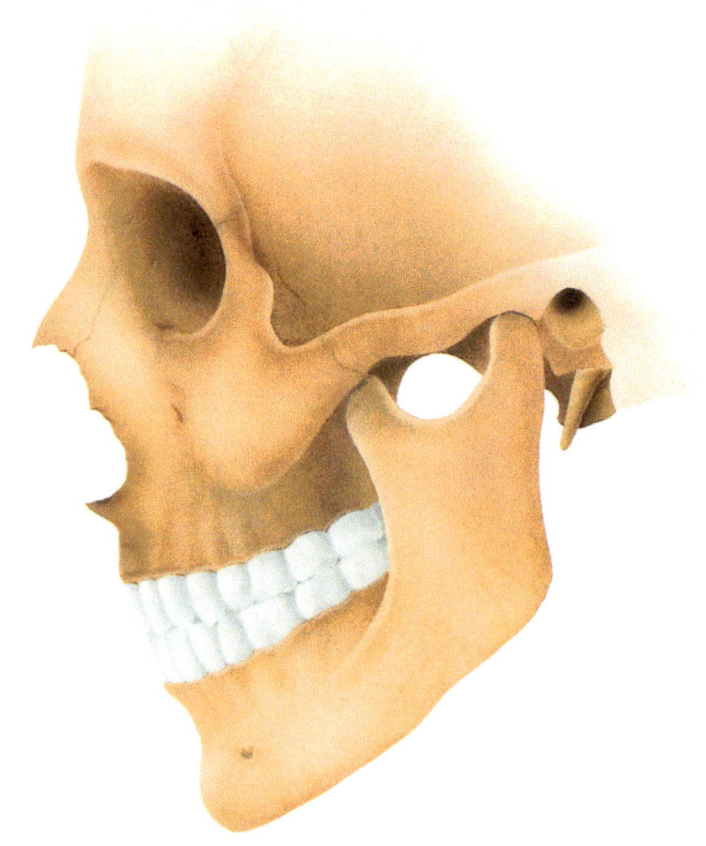

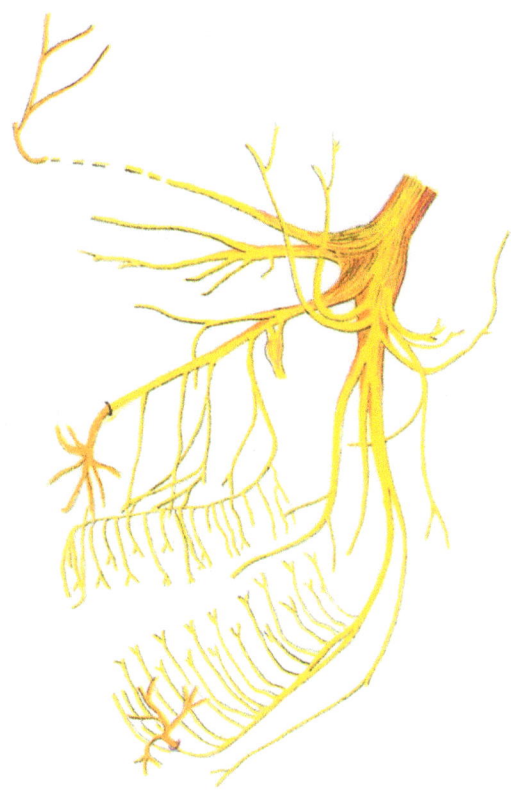

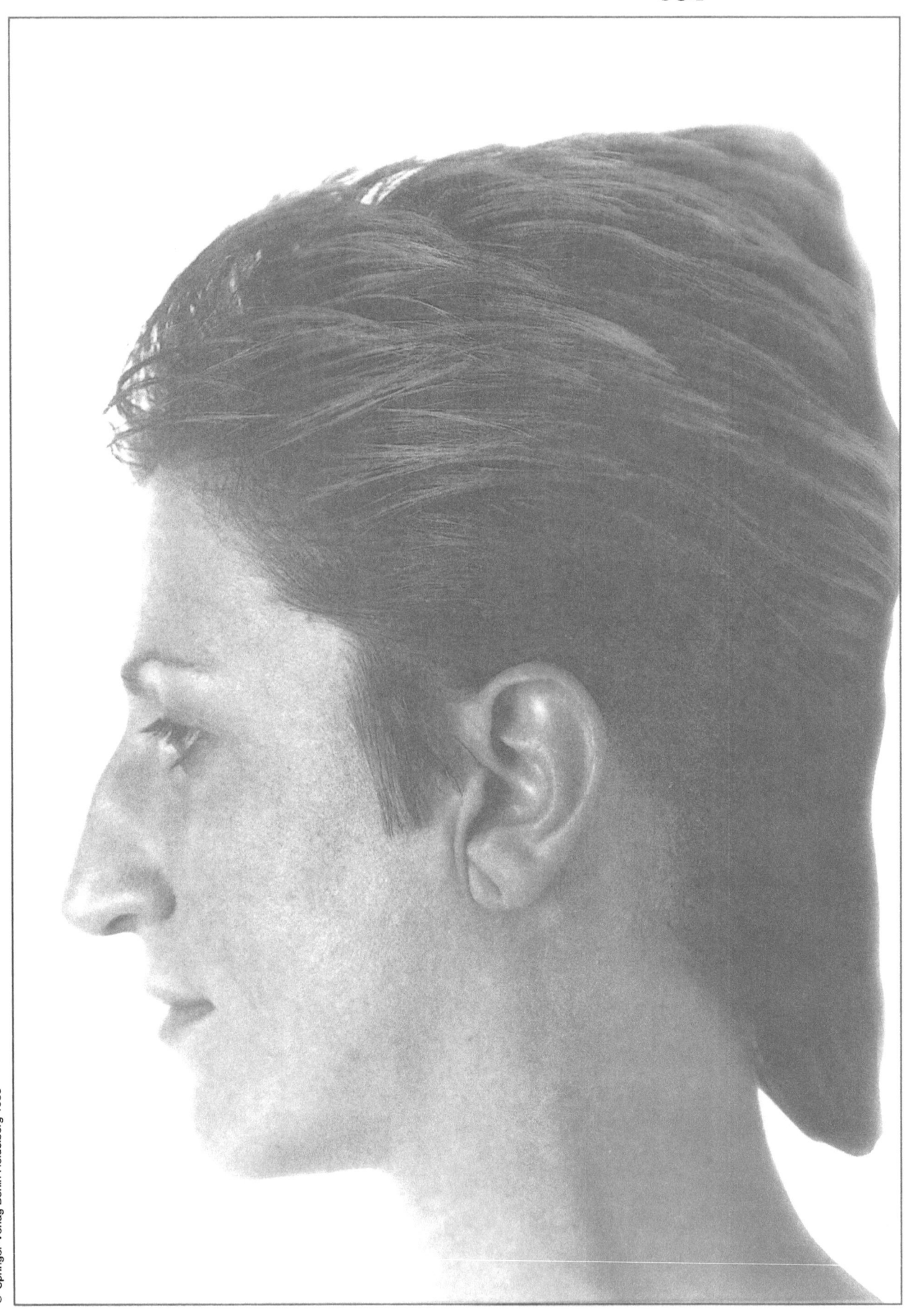

35

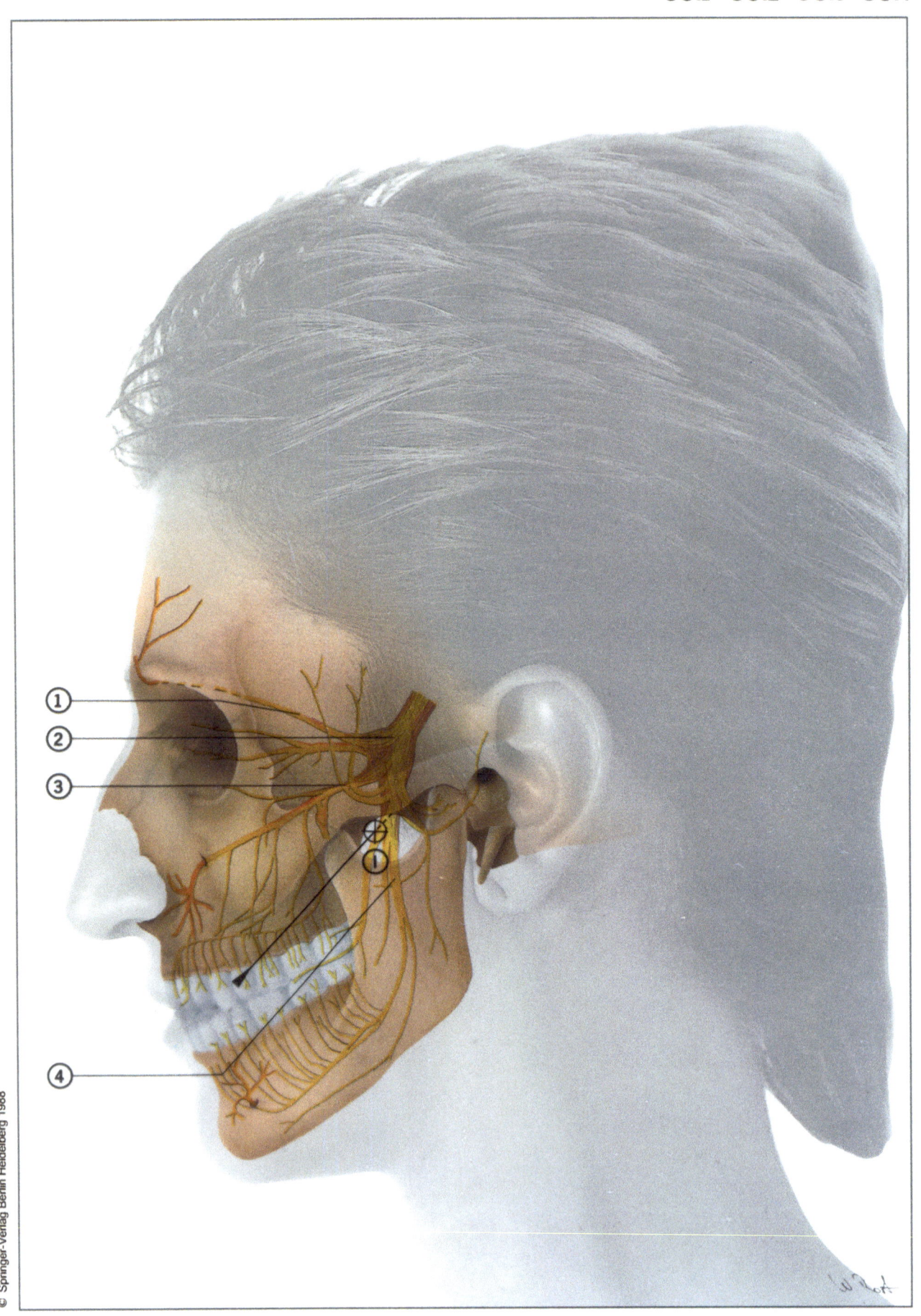

① Injektionsstelle zur Blockade des N. mandibularis durch die Fossa mandibulae. ① N. ophthalmicus. ② Ganglion trigemicum (Ganglion Gasseri). ③ N. maxillaris. ④ N. mandibularis

① Injektionsstelle zur Blockade des N. mentalis. ① Mentaler Ast des N. mandibularis

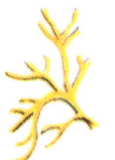

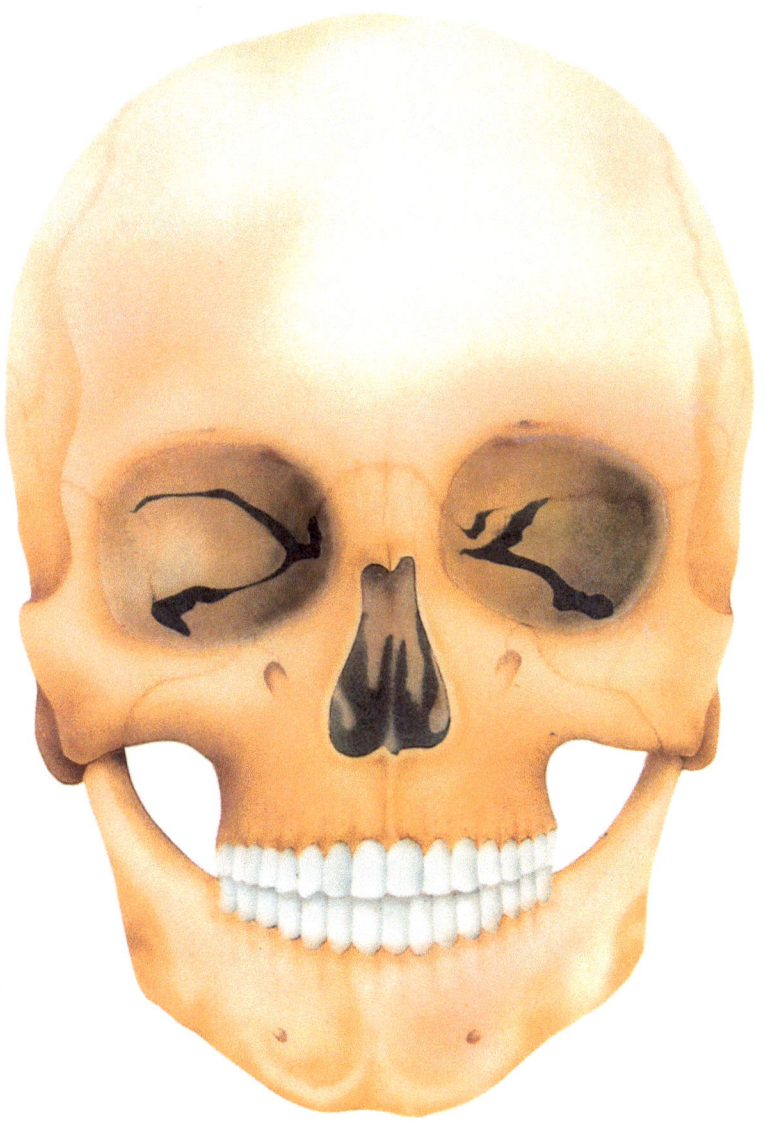

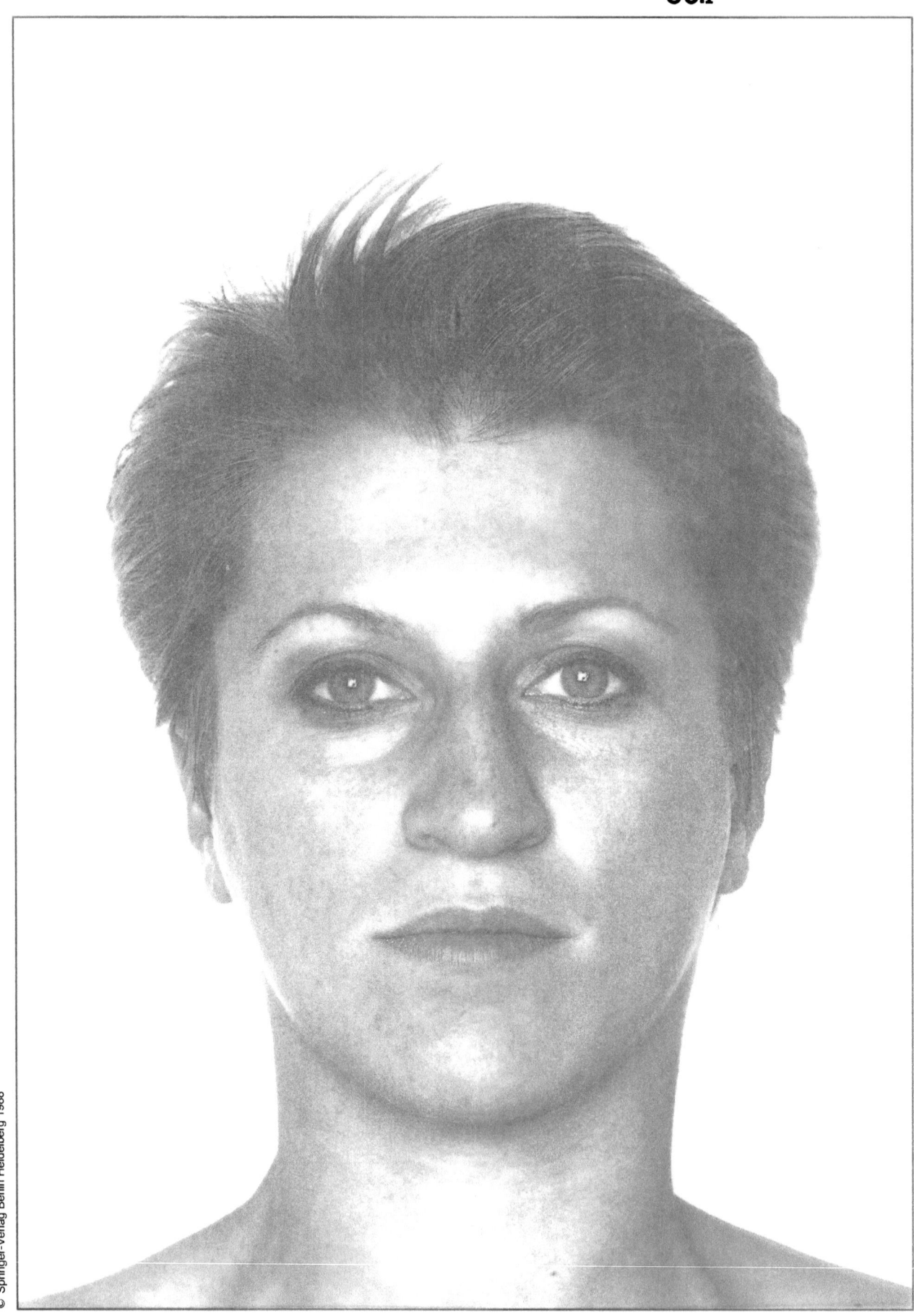

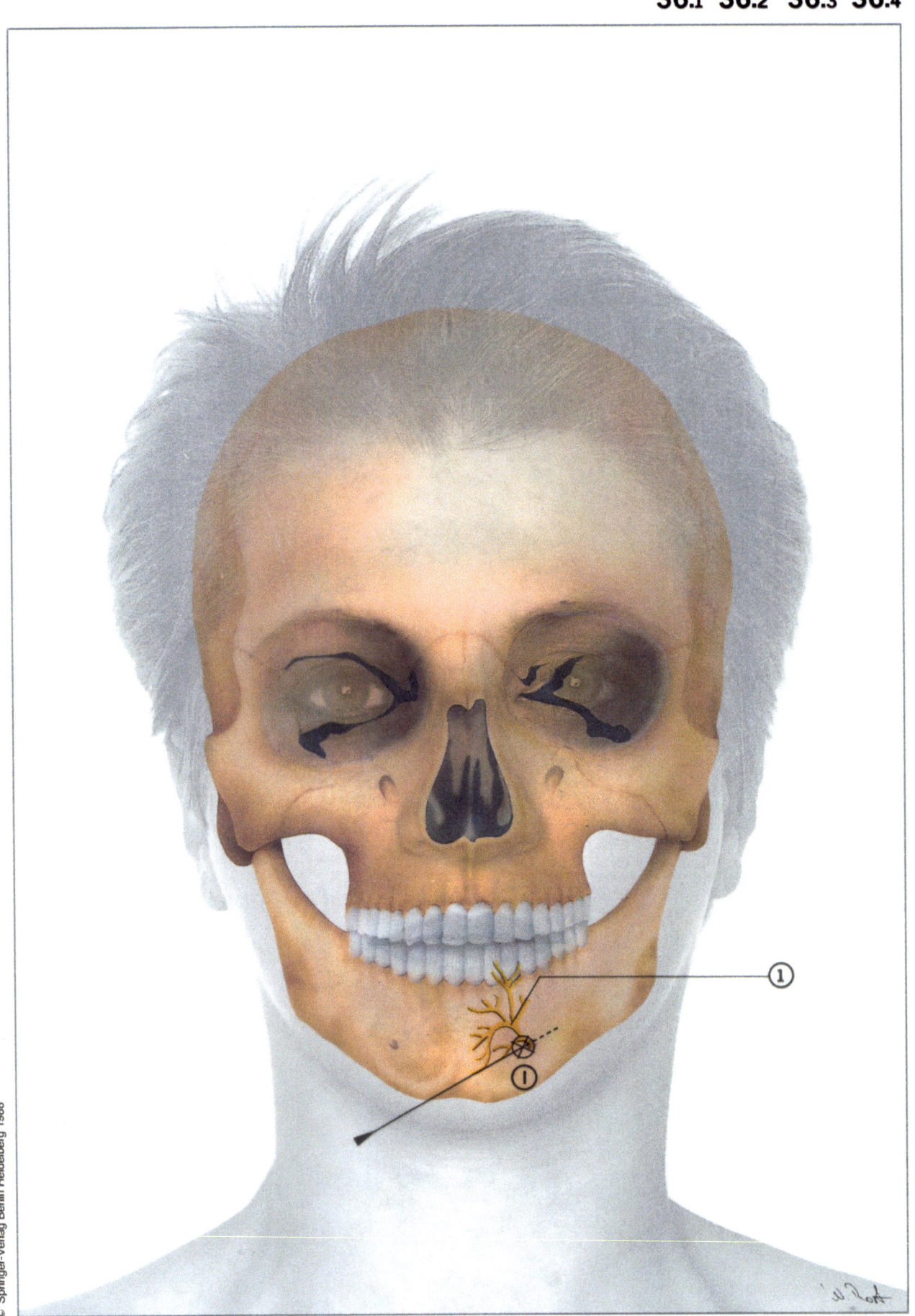

① Injektionsstelle zur Blockade des N. mentalis. ① Mentaler Ast des N. mandibularis

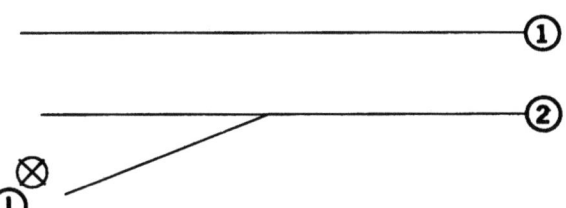

① Injektionsstelle zur Blockade des Ganglion sphenopalatinum im Bereich des Gaumens. ① Ganglion sphenopalatinum (Ganglion pterygopalatinum). ② Größere und kleinere Nerven des Gaumens

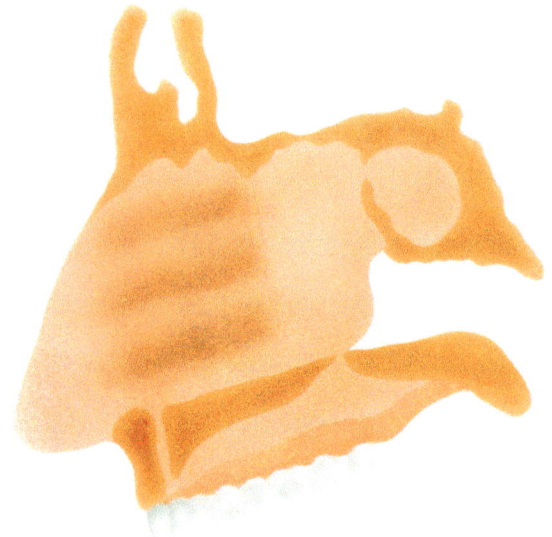

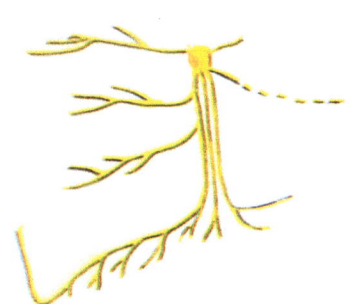

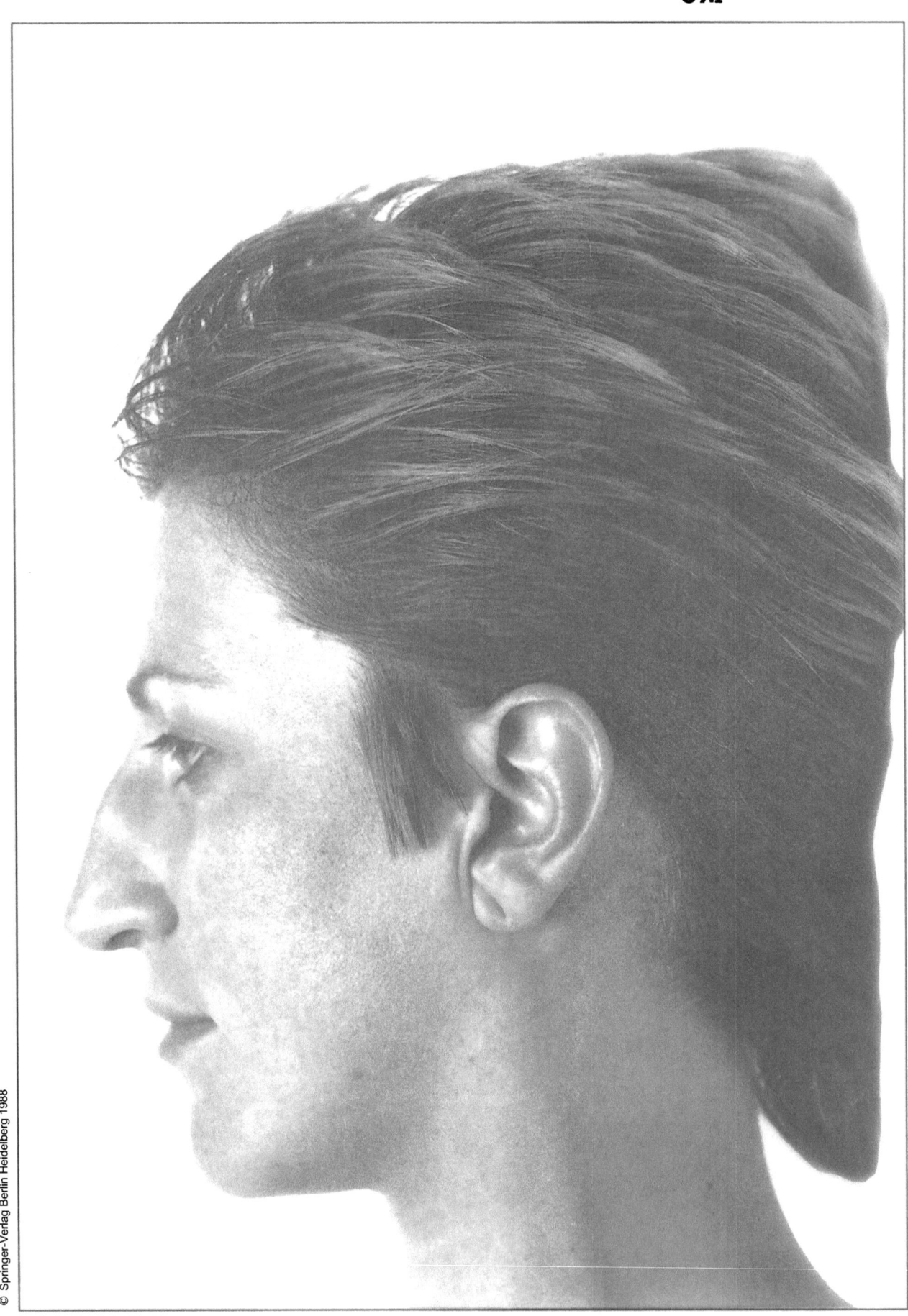

Blockade des Ganglion sphenopalatinum

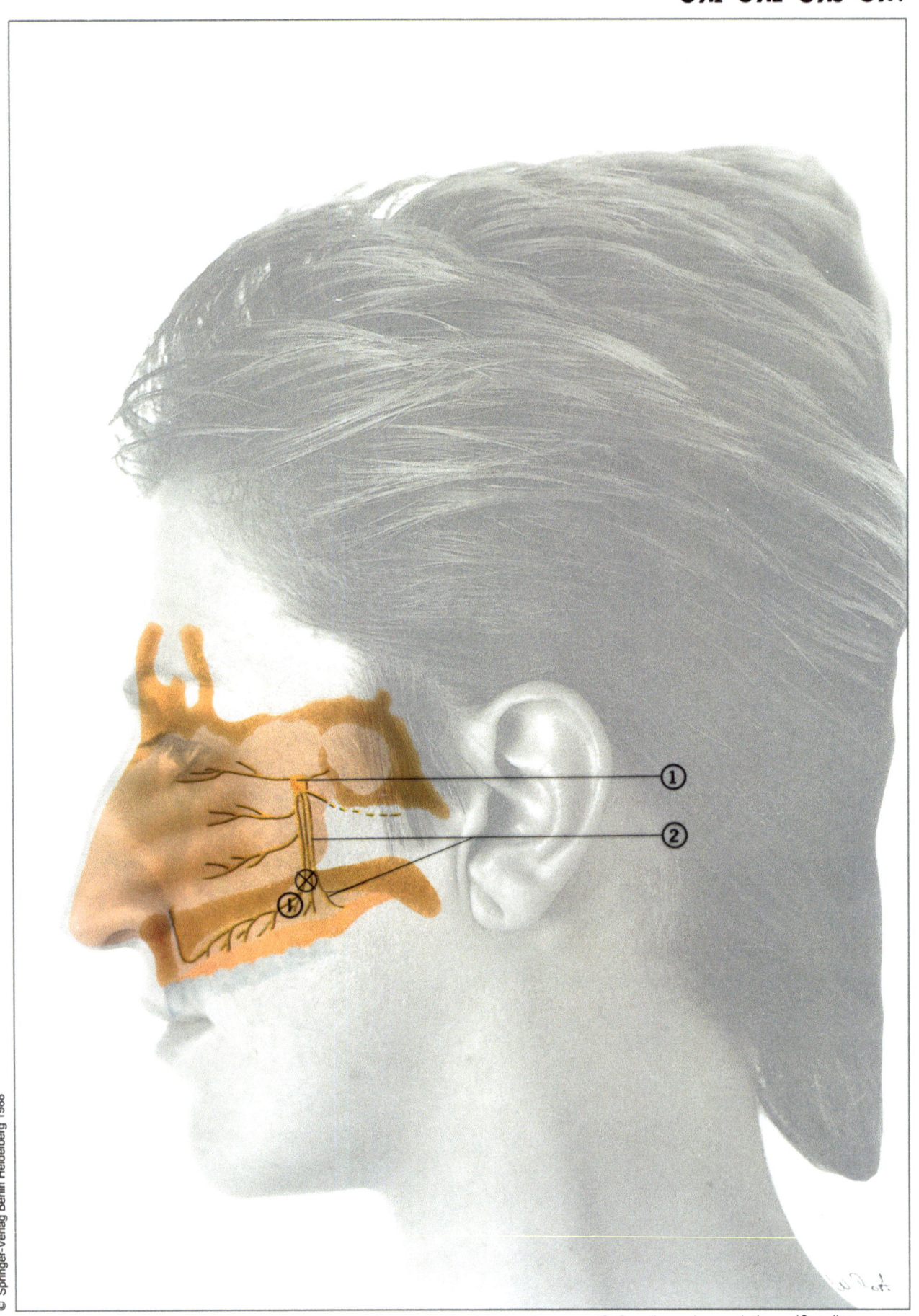

① Injektionsstelle zur Blockade des Ganglion sphenopalatinum im Bereich des Gaumens. ① Ganglion sphenopalatinum (Ganglion pterygopalatinum). ② Größere und kleinere Nerven des Gaumens

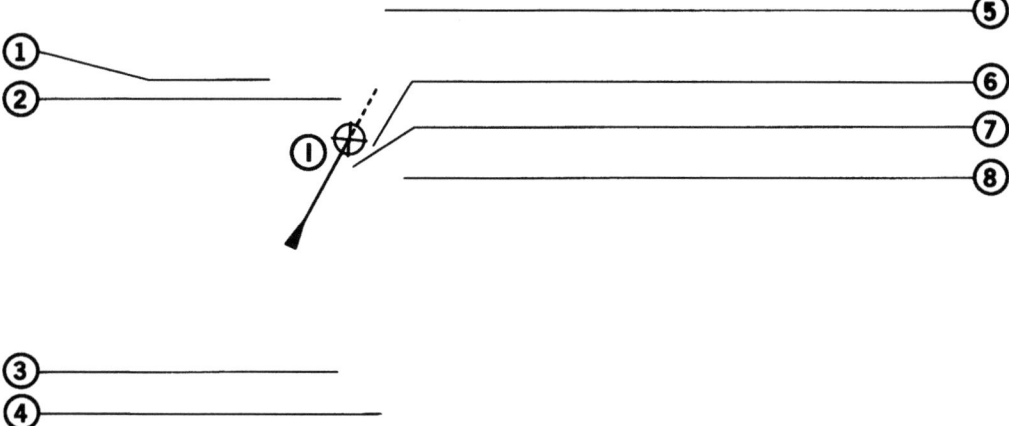

① Injektionsstelle zur Blockade des N. glossopharyngeus oder des N. vagus. ① Processus mastoideus. ② Processus styloideus ossis temporalis.
③ V. jugularis interna. ④ A. carotis interna. ⑤ Gelenkfortsatz des Unterkiefers. ⑥ N. glossopharyngeus. ⑦ N. vagus. ⑧ Angulus mandibulae

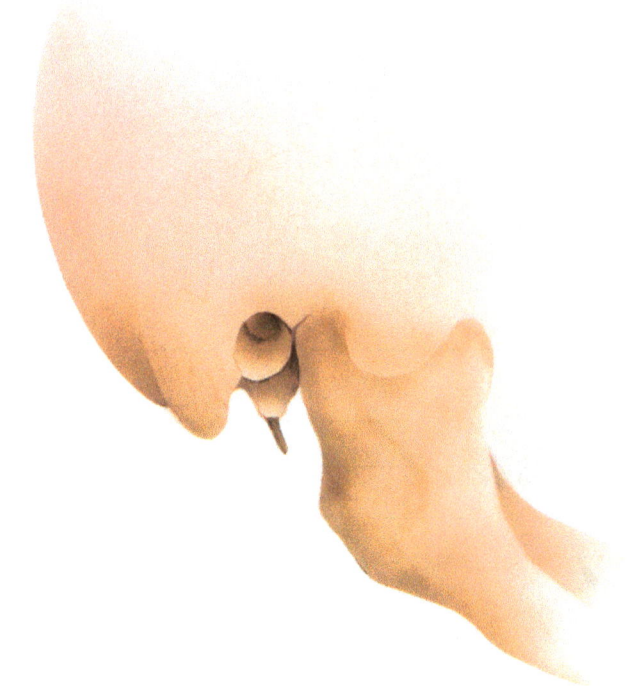

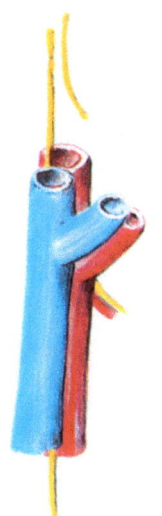

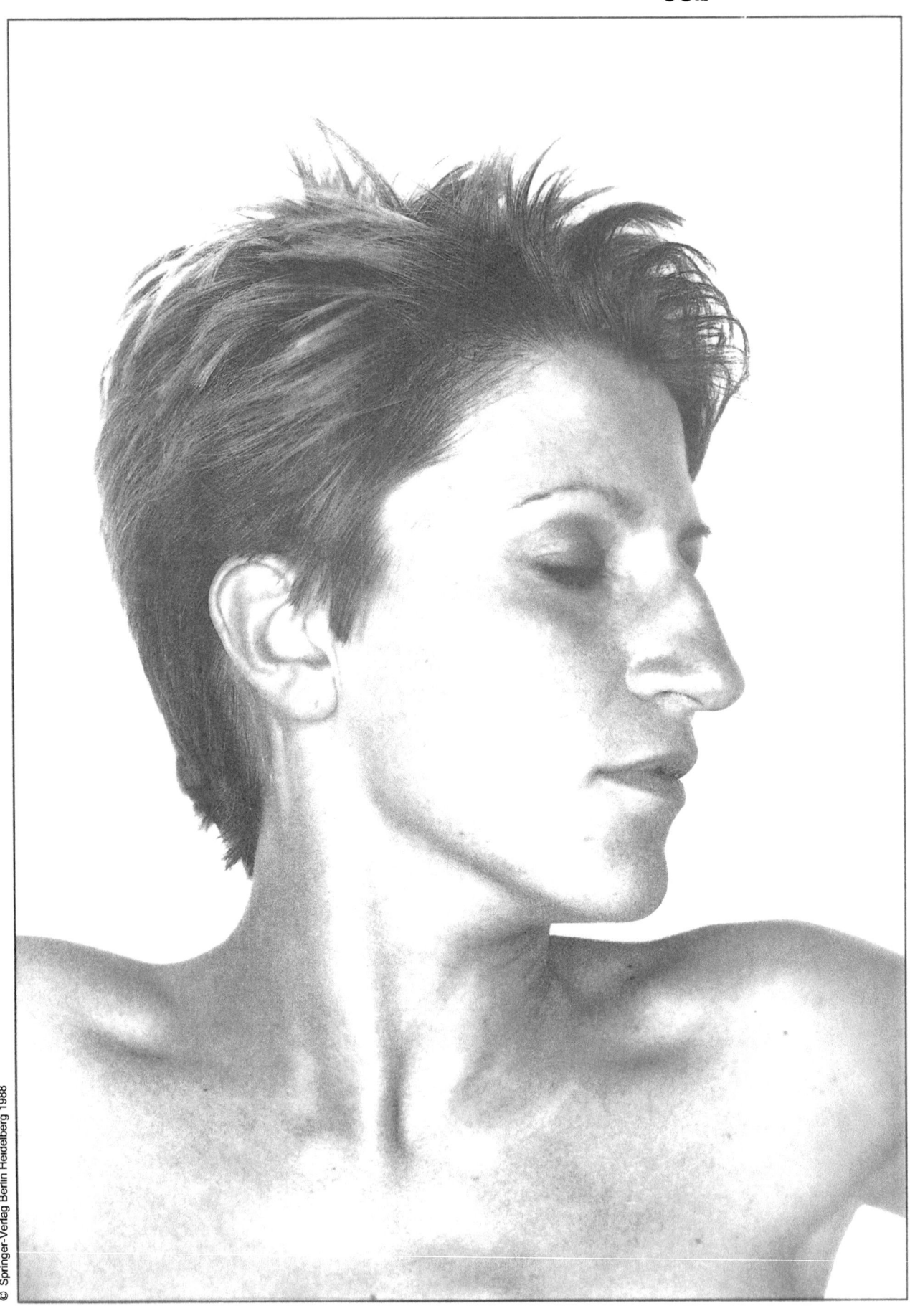

38

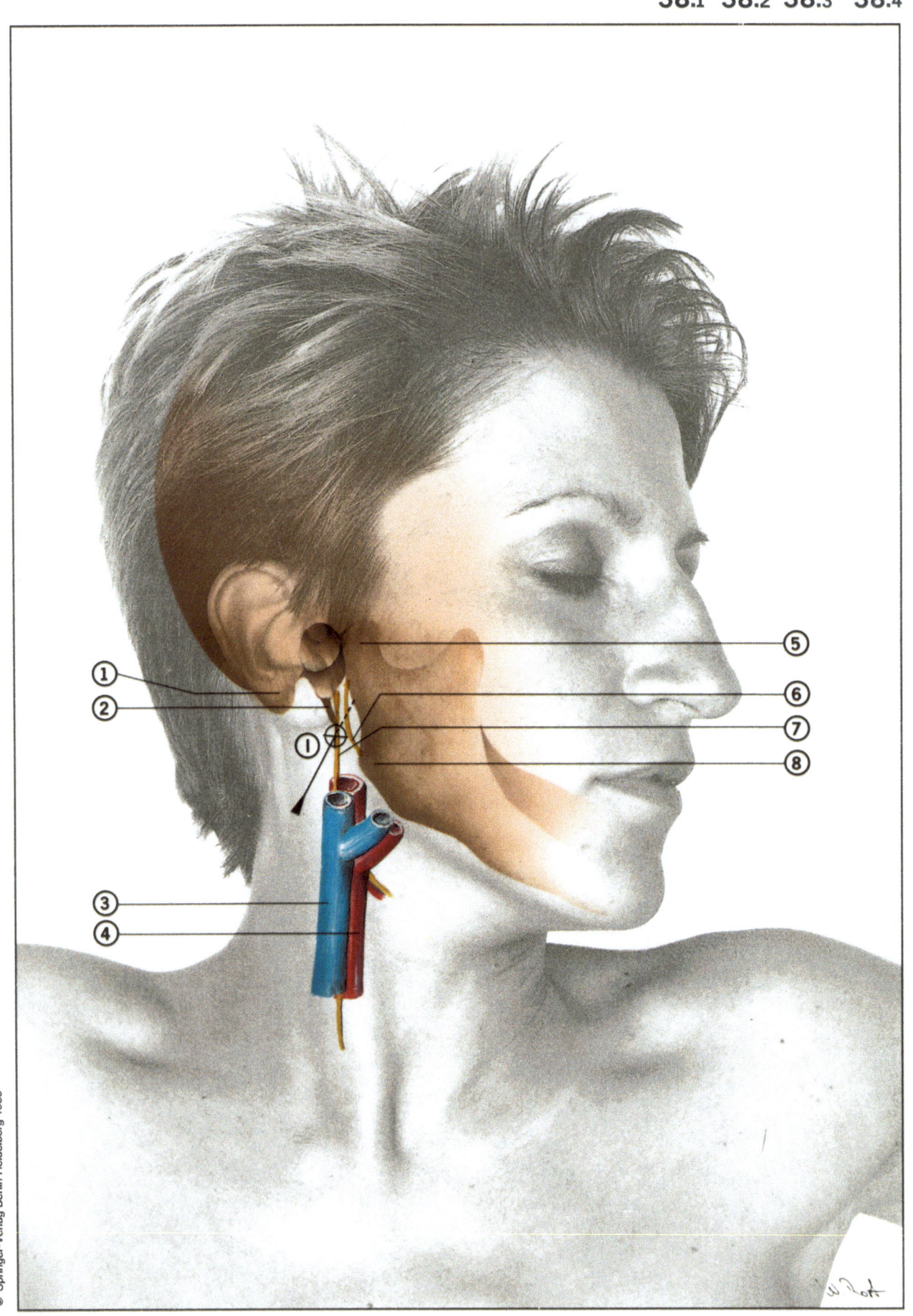

① ② ⑤ ⑥ ⑦ ⑧ ③ ④ ①

① Injektionsstelle zur Blockade des N. glossopharyngeus oder des N. vagus. ① Processus mastoideus. ② Processus styloideus ossis temporalis.
③ V. jugularis interna. ④ A. carotis interna. ⑤ Gelenkfortsatz des Unterkiefers. ⑥ N. glossopharyngeus. ⑦ N. vagus. ⑧ Angulus mandibulae

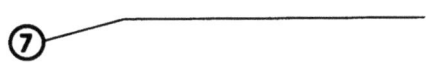

① Injektionsstelle zur Blockade des N. laryngeus superior am Cornu majus des Os hyoideum. ② Injektionsstelle durch die Membrana thyreohyoidea. ③ Injektionsstelle an der Membrana cricothyreoidea. ① N. vagus. ② A. carotis interna. ③ V. jugularis interna.
④ N. laryngeus superior. ⑤ Äußerer Ast des N. laryngeus superior. ⑥ Cartilago thyreoidea. ⑦ N. laryngeus recurrens. ⑧ Cornu majus des Os hyoideum. ⑨ Membrana thyreohyoidea

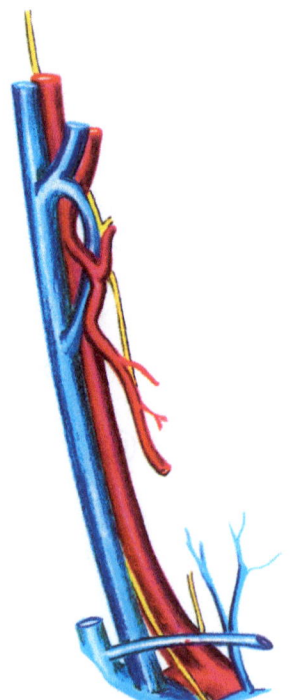

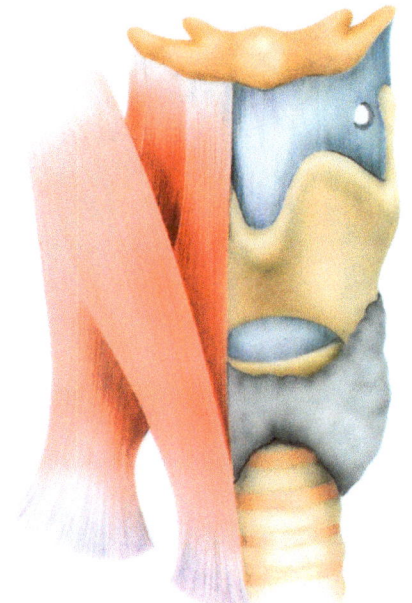

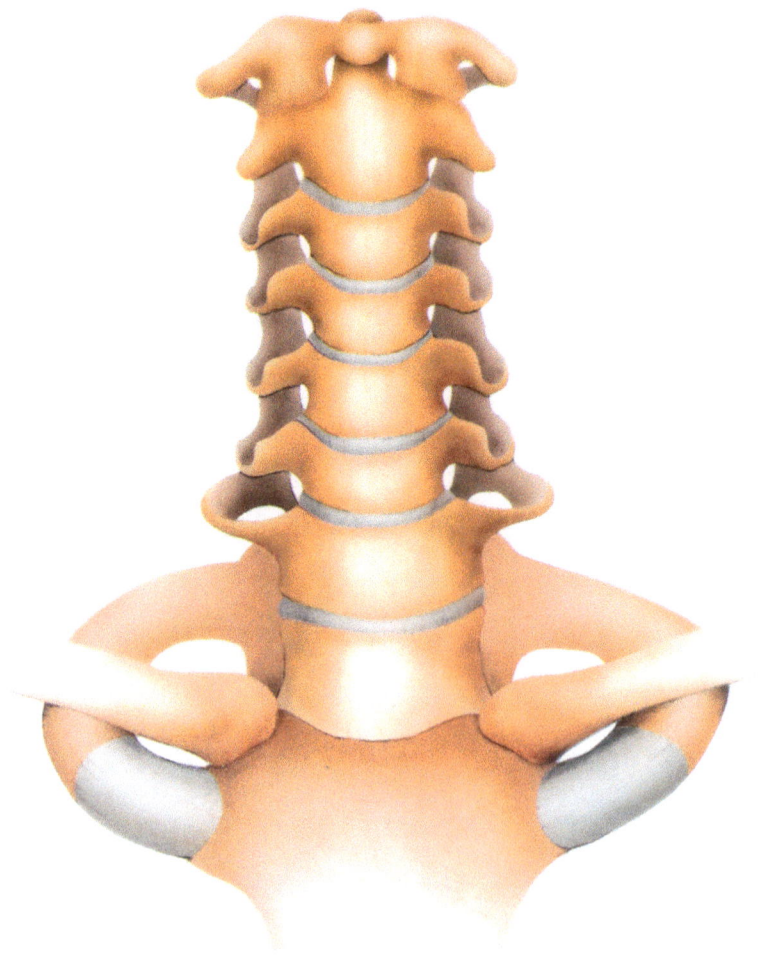

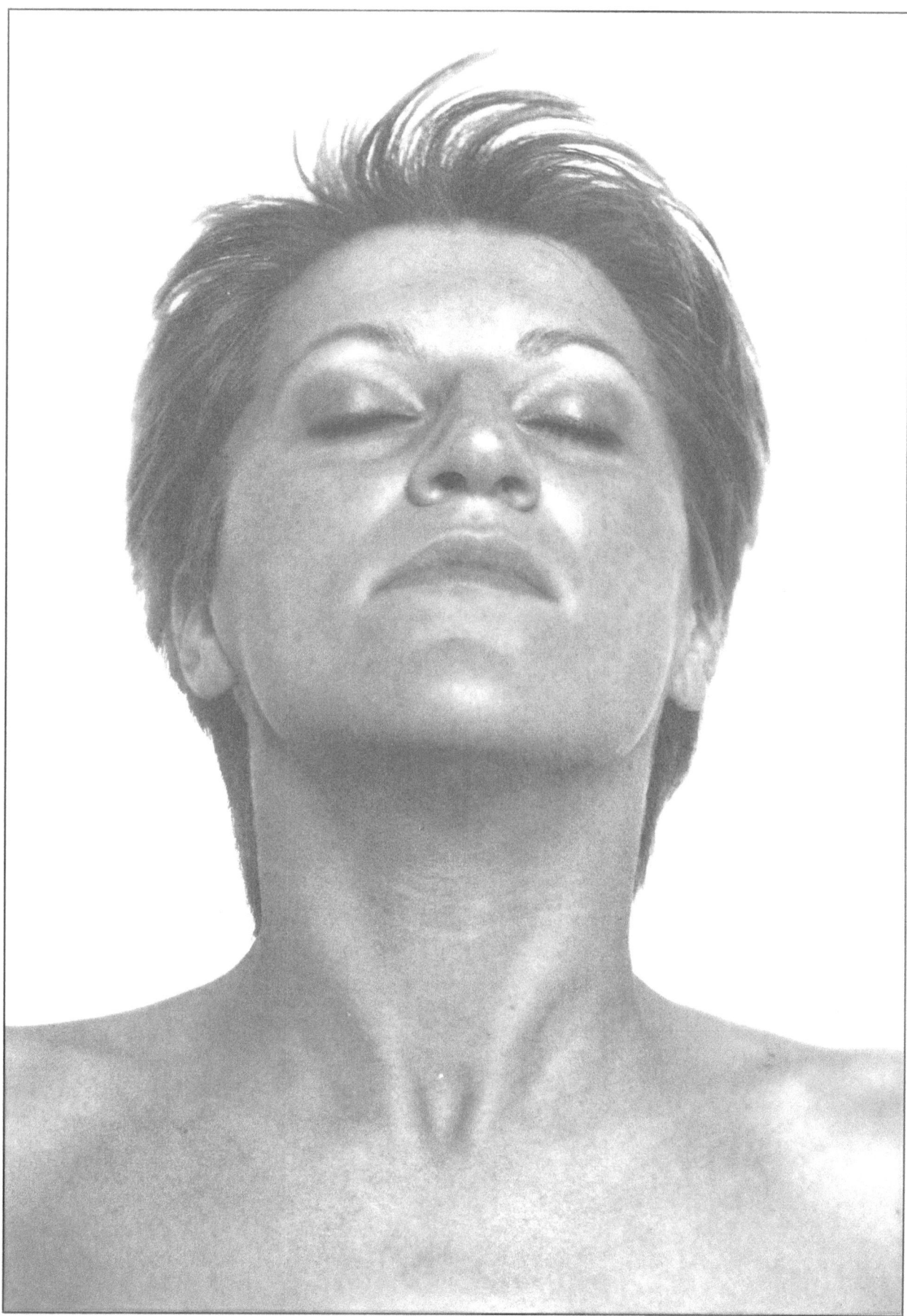

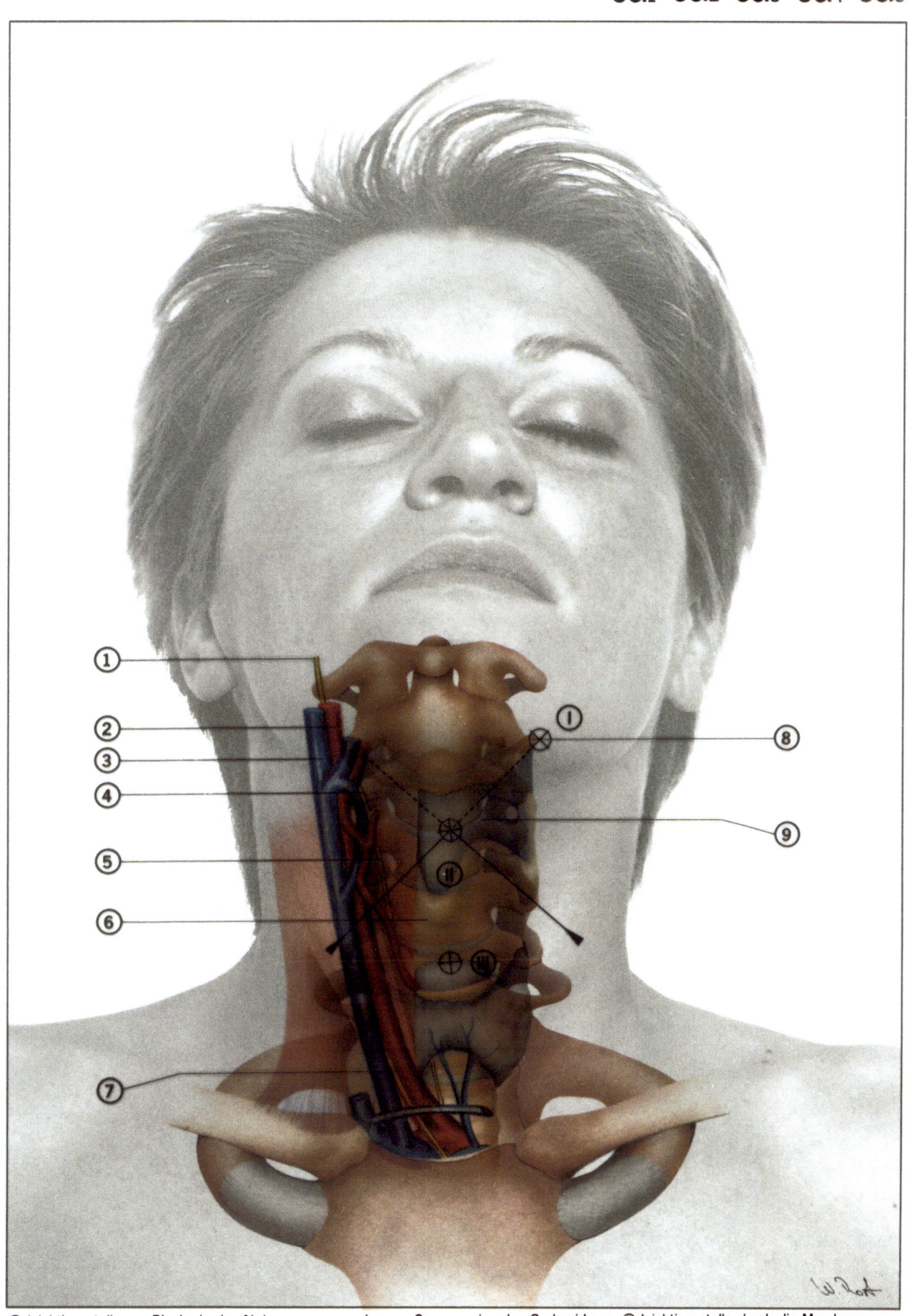

① Injektionsstelle zur Blockade des N. laryngeus superior am Cornu majus des Os hyoideum. ⑪ Injektionsstelle durch die Membrana thyreohyoidea. ⑫ Injektionsstelle an der Membrana cricothyreoidea. ① N. vagus. ② A. carotis interna. ③ V. jugularis interna. ④ N. laryngeus superior. ⑤ Äußerer Ast des N. laryngeus superior. ⑥ Cartilago thyreoidea. ⑦ N. laryngeus recurrens. ⑧ Cornu majus des Os hyoideum. ⑨ Membrana thyreohyoidea

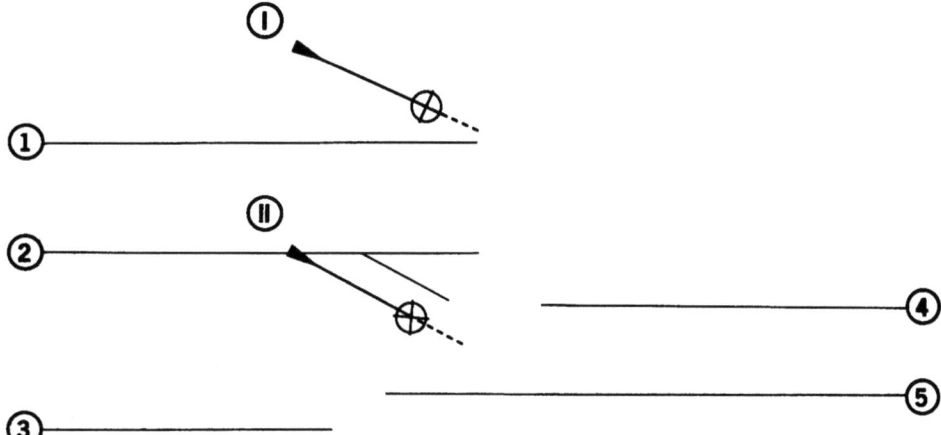

① Injektionsstelle zur tiefen Blockade des Plexus cervicalis in der Höhe von C2 traditioneller Zugang. ⑪ Injektionsstelle zur tiefen Blockade des Plexus cervicalis in Höhe von C5 interskalener Zugang. ① A. vertebralis. ② M. sternocleidomastoideus. ③ Clavicula. ④ Wirbel C5. ⑤ Plexus brachialis

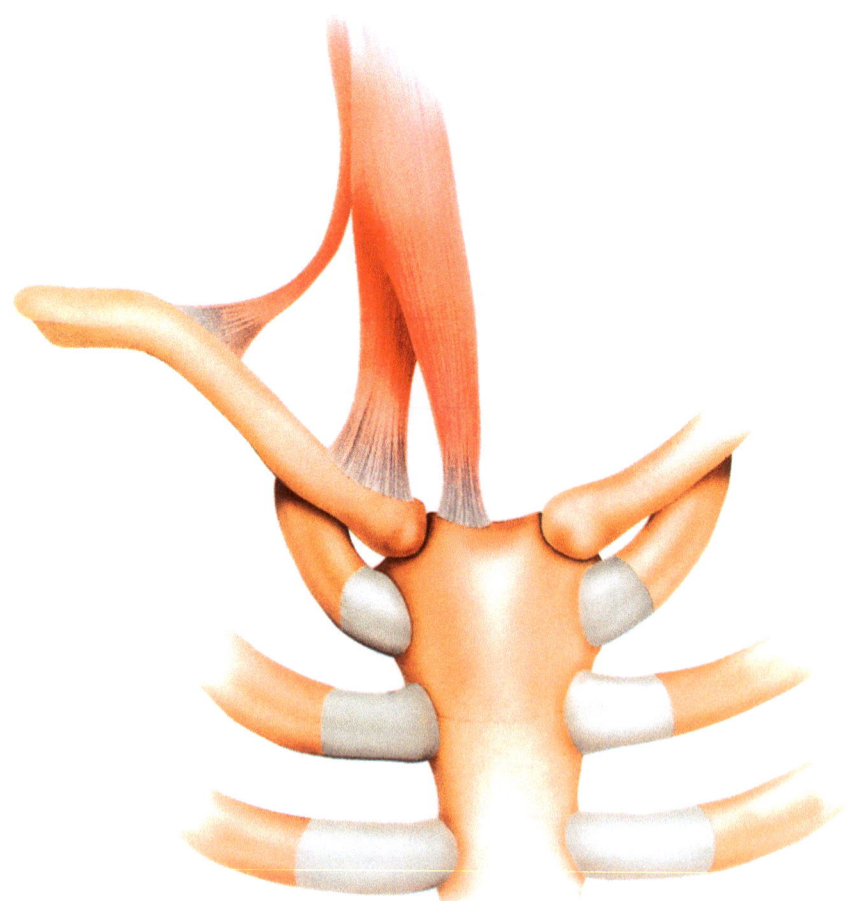

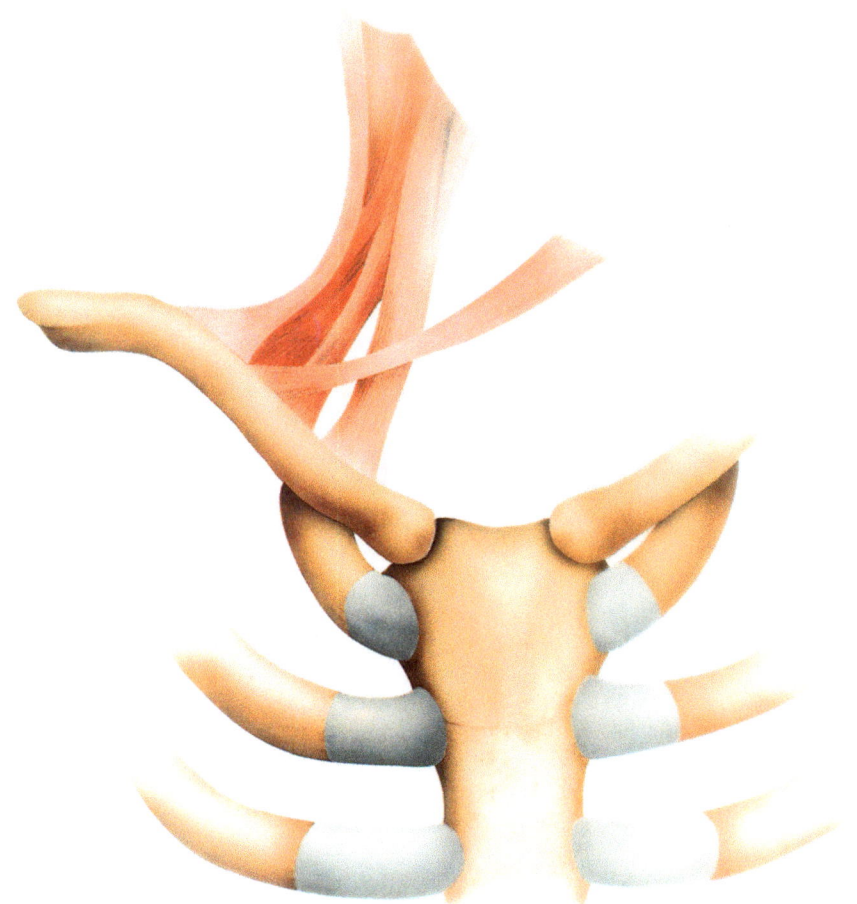

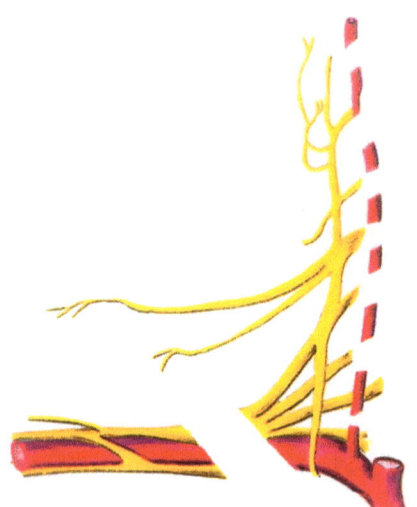

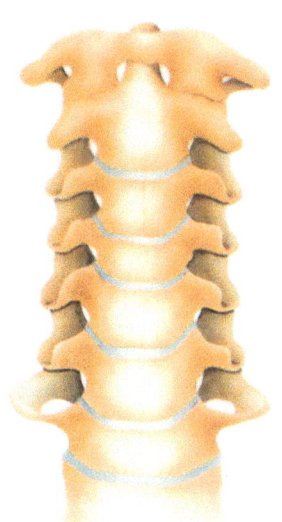

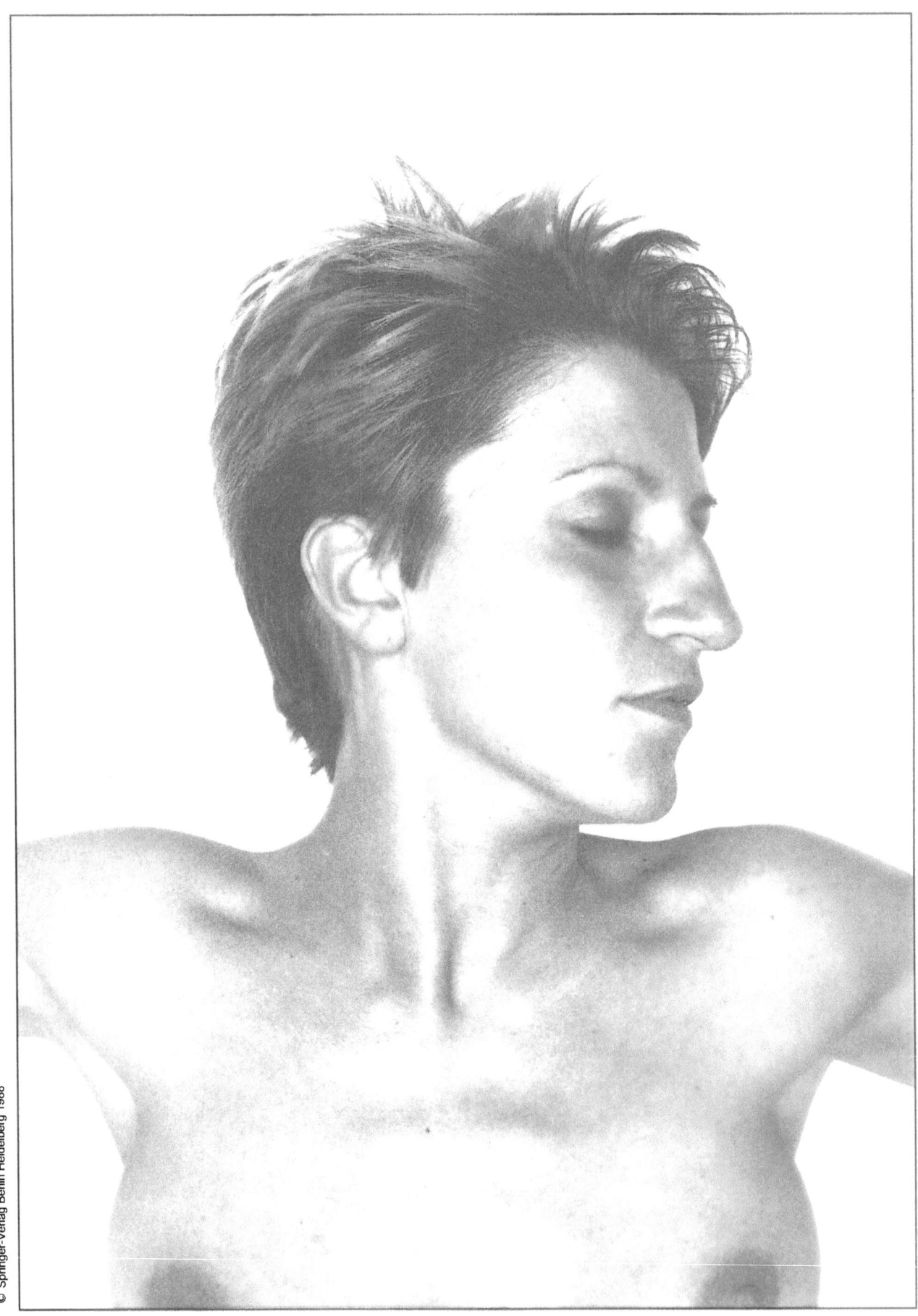

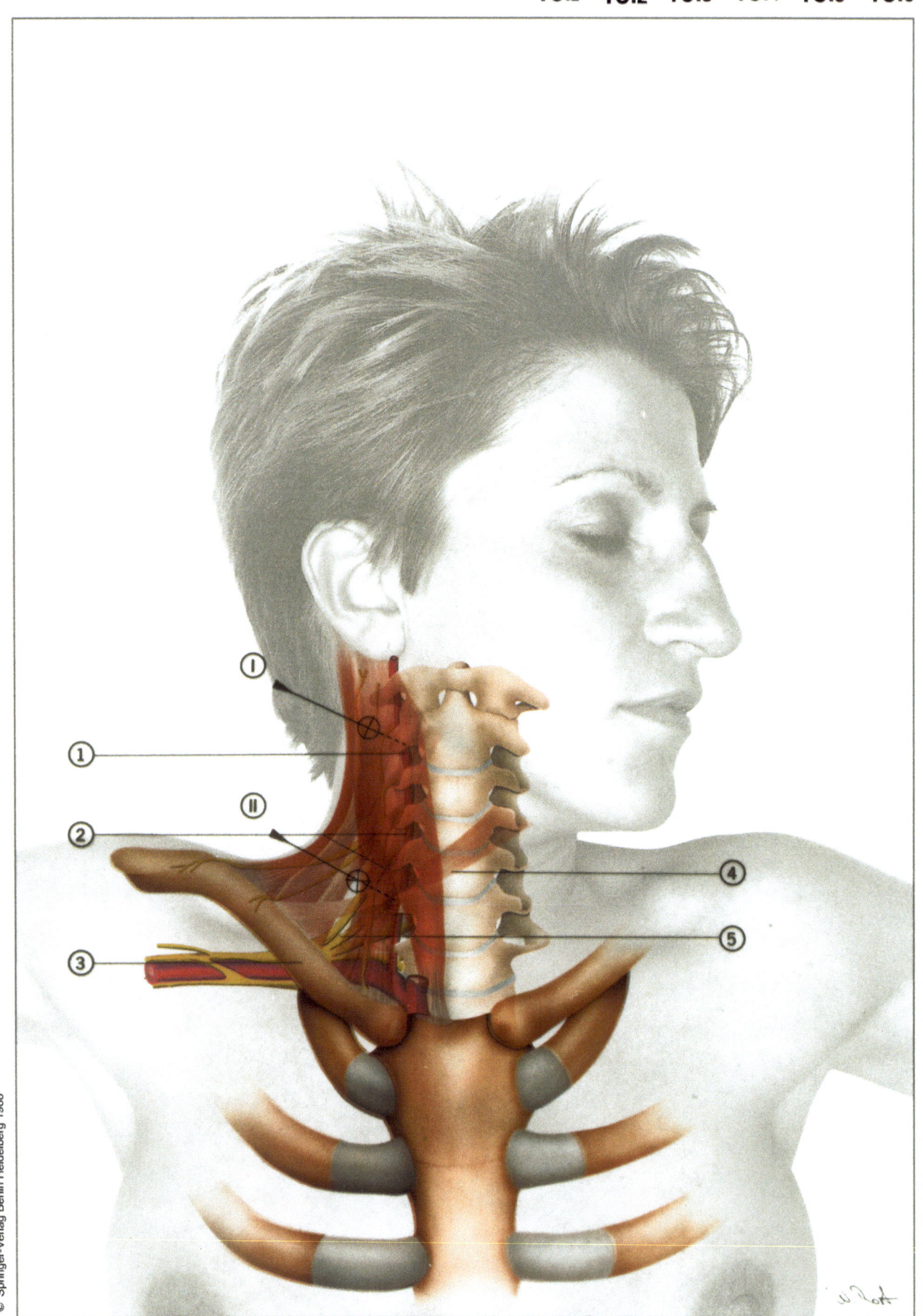

Ⓘ Injektionsstelle zur tiefen Blockade des Plexus cervicalis in der Höhe von C2 traditioneller Zugang. Ⓘ Injektionsstelle zur tiefen Blockade des Plexus cervicalis in Höhe von C5 interskalener Zugang. ① A. vertebralis. ② M. sternocleidomastoideus. ③ Clavicula. ④ Wirbel C5. ⑤ Plexus brachialis

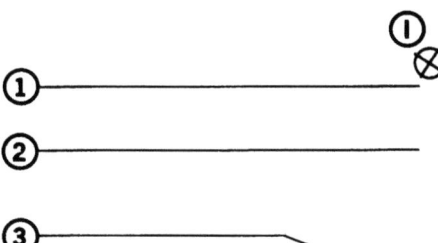

① Injektionsstelle zur Blockade des N. accessorius im M. sternocleidomastoideus. ① M. sternocleidomastoideus. ② N. accessorius. ③ M. trapezius

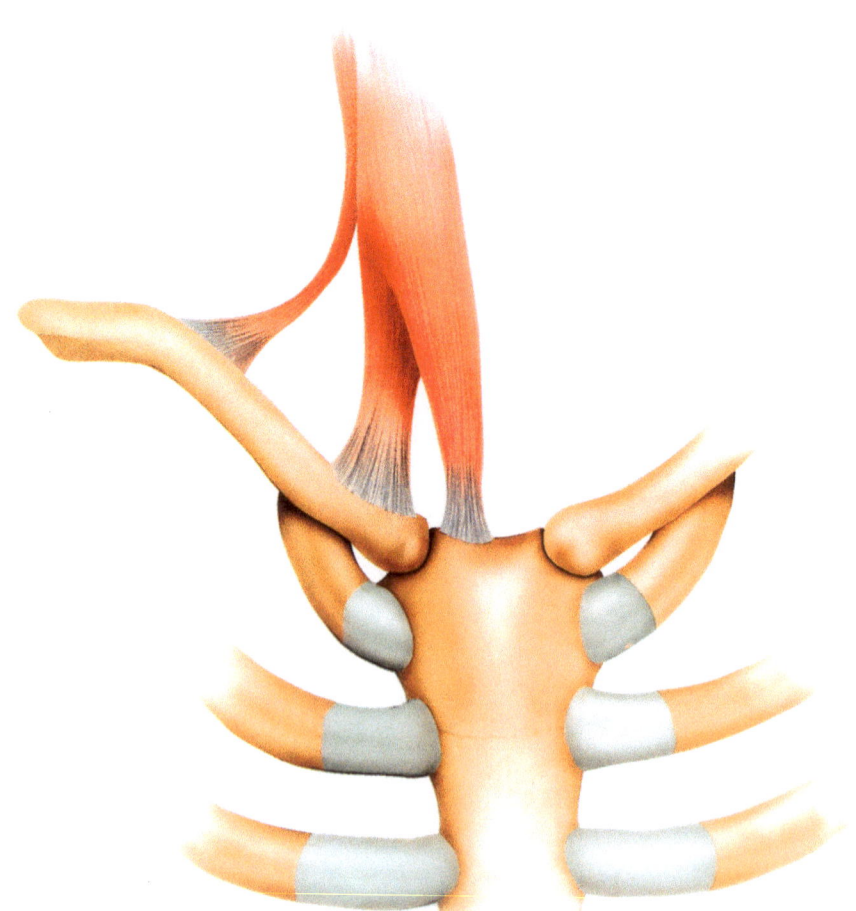

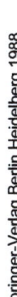

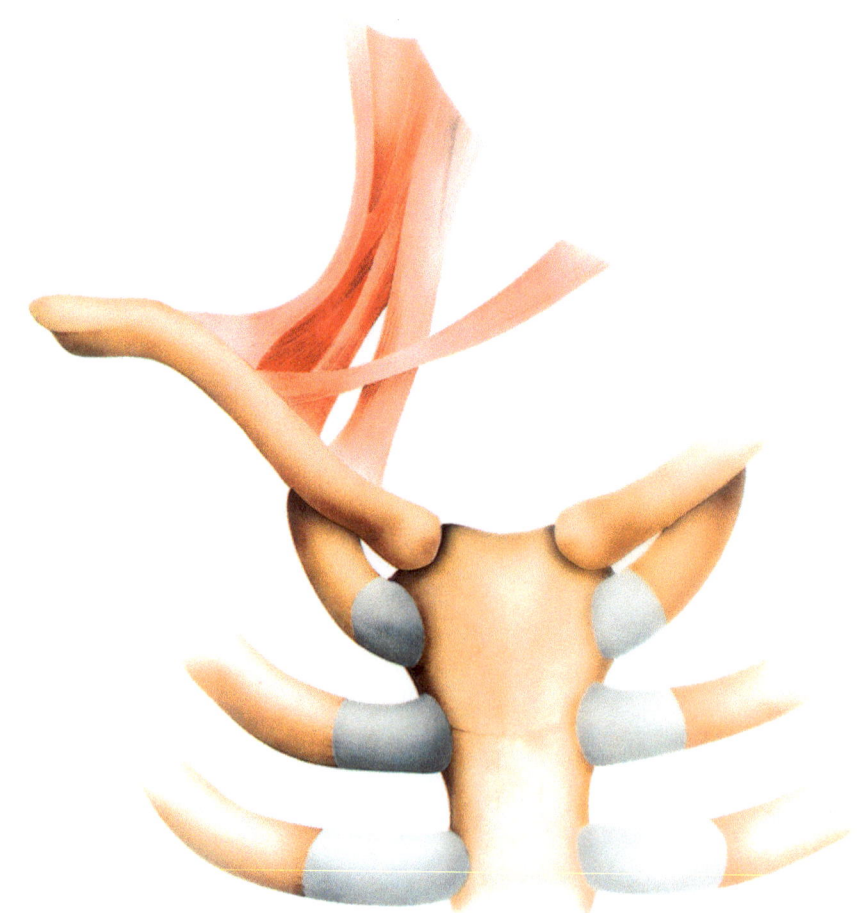

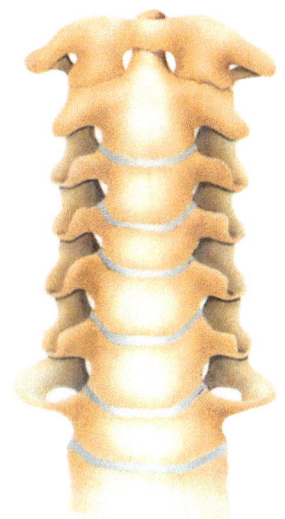

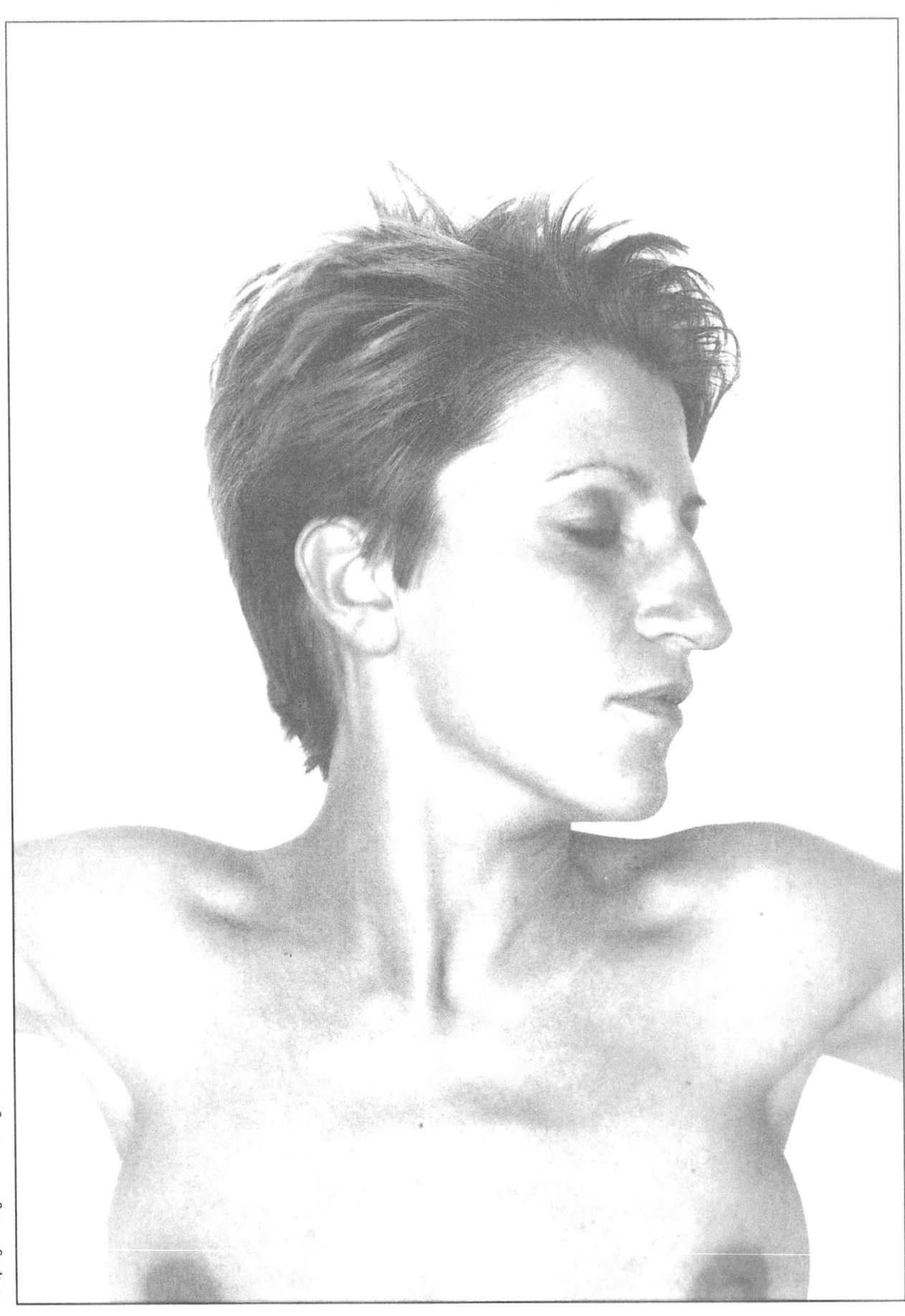

41

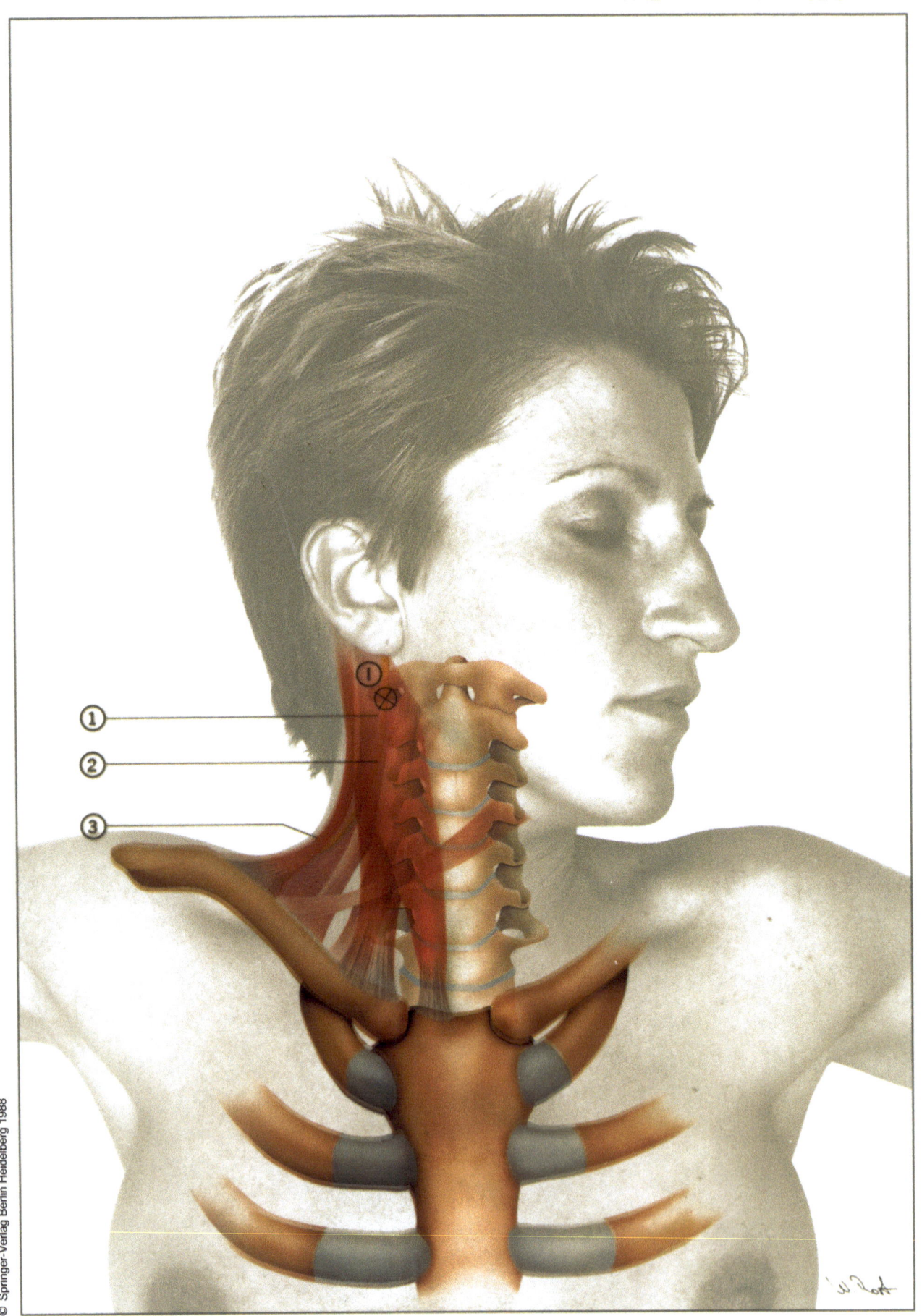

① Injektionsstelle zur Blockade des N. accessorius im M. sternocleidomastoideus. ① M. sternocleidomastoideus. ② N. accessorius.
③ M. trapezius

① Injektionsstelle zur Blockade des N. phrenicus bei C6 vor dem M. scalenus anterior und hinter dem klavikulären Kopf des M. sternocleidomastoideus. ① N. phrenicus. ② M. scalenus medius. ③ M. sternocleidomastoideus. ④ M. scalenus anterior. ⑤ Clavicula. ⑥ M. omohyoideus

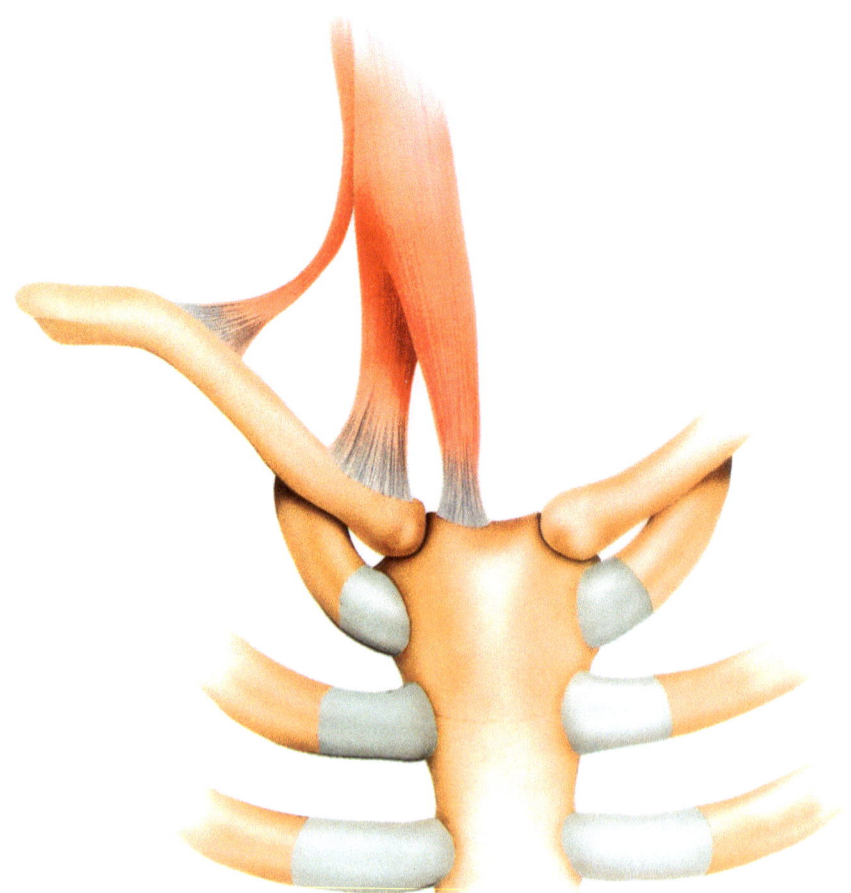

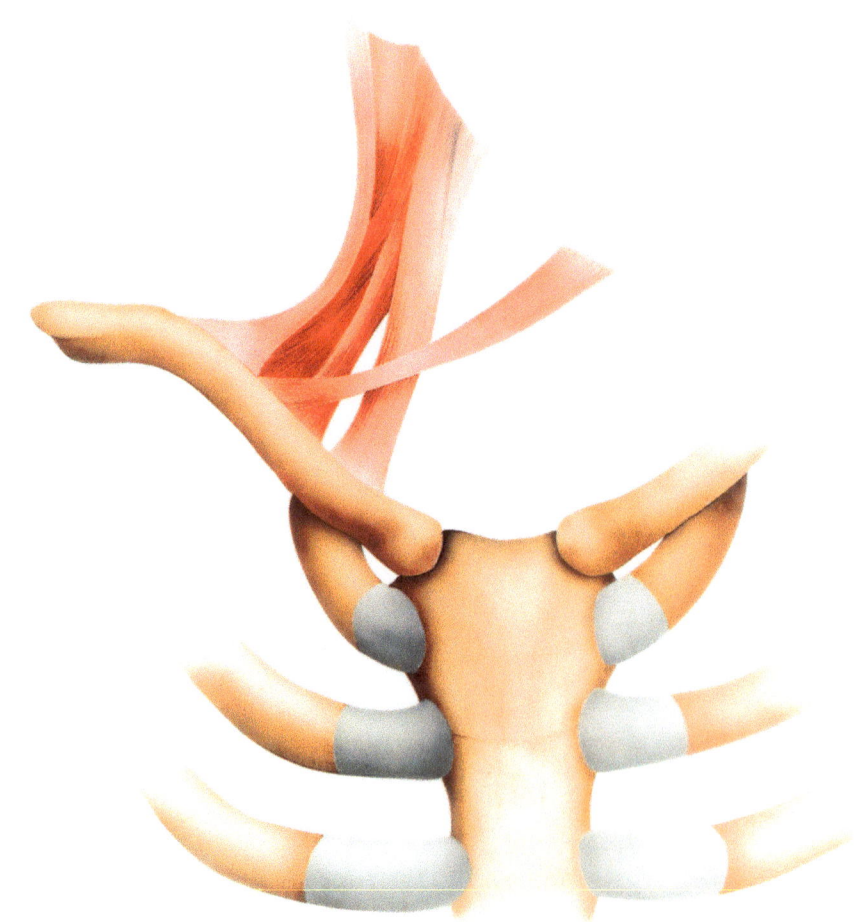

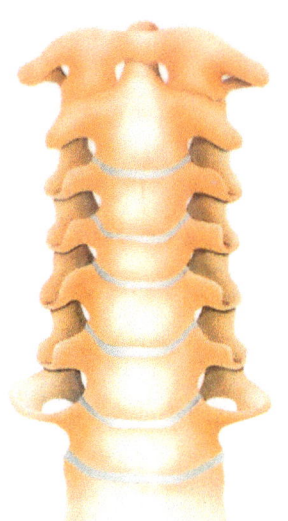

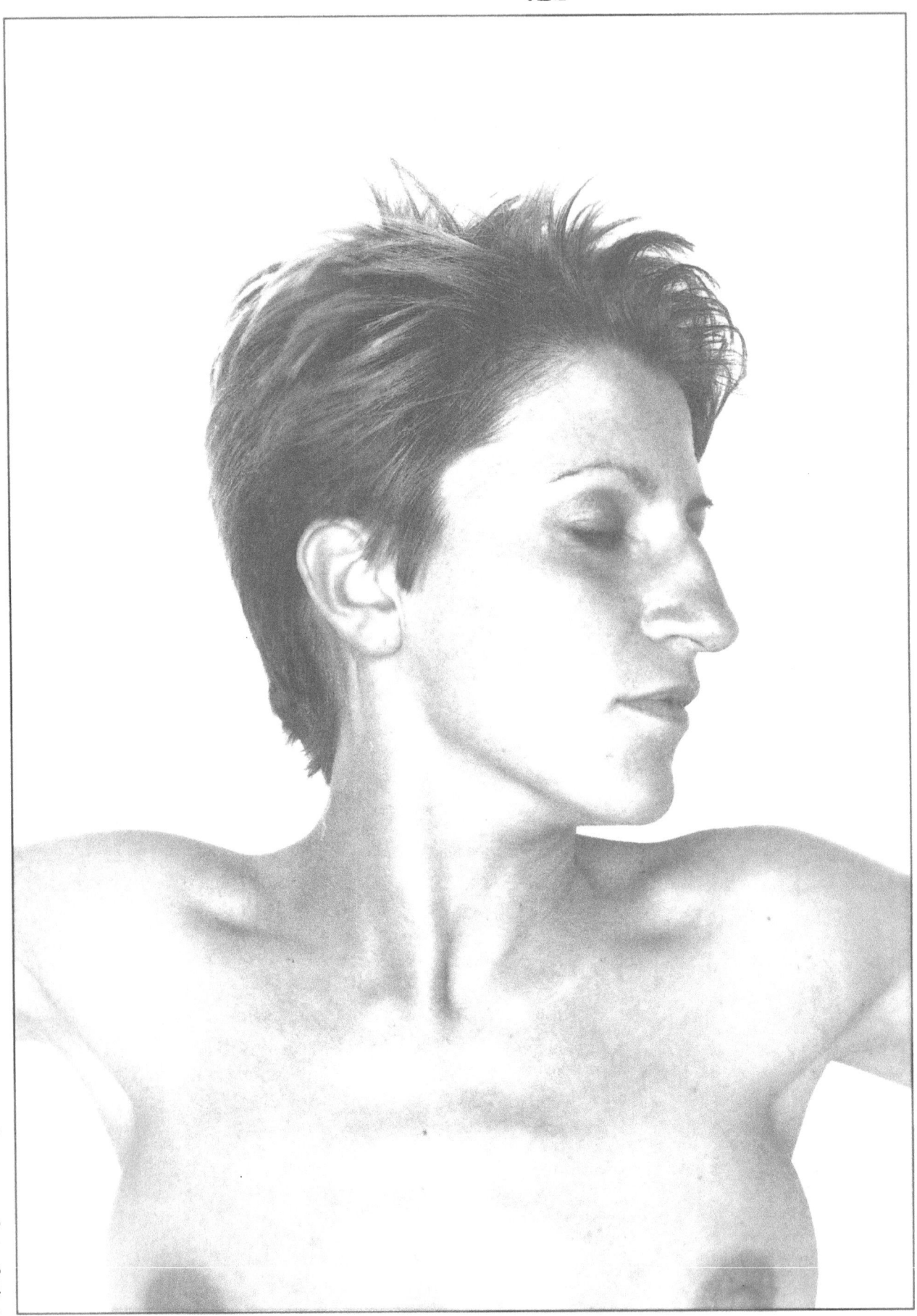

Blockade des N. phrenicus

42

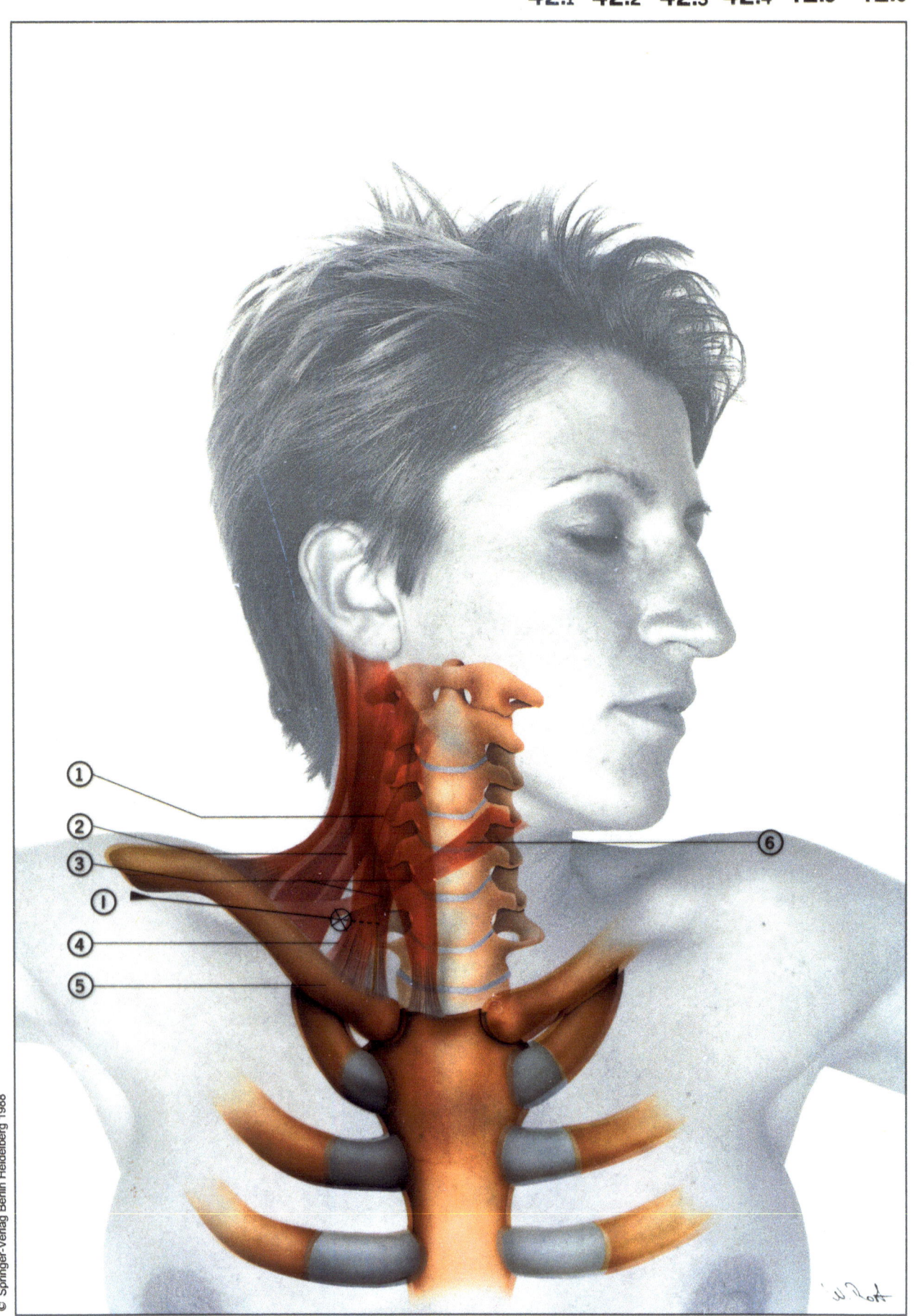

42

① Injektionsstelle zur Blockade des N. phrenicus bei C6 vor dem M. scalenus anterior und hinter dem klavikulären Kopf des M. sternocleidomastoideus. ① N. phrenicus. ② M. scalenus medius. ③ M. sternocleidomastoideus. ④ M. scalenus anterior. ⑤ Clavicula. ⑥ M. omohyoideus

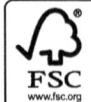